国民的合意をめざした医療

──臓器移植法の成立と改正までの25年──

中山太郎 著

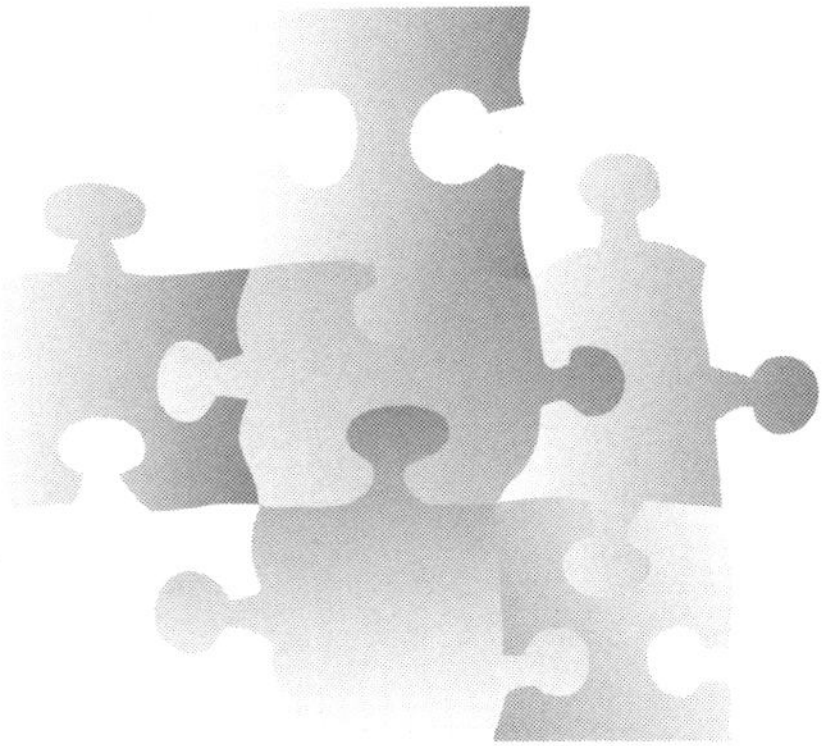

はる書房

序にかえて——政治家そして医師としての中山先生

野本亀久雄
社団法人日本臓器移植ネットワーク副理事長

私は1988（昭和63）年と、95（平成7）年～2001（平成13）年に日本移植学会の要職（88年学術集会会長、95年～01年10月理事長）を務めさせていただき、現在は日本臓器移植ネットワークの副理事長の任に就かせていただいております。中山太郎先生には臓器移植法制定・改正という流れのなかで、長年にわたりお付き合いをさせていただいております。

私はもともと免疫細胞の研究をずっとしてきた者であり、特にT細胞の研究では、この分野を切り開いた研究者の一人として評価をいただいていました。その私がなぜ臓器移植にかかわるようになったのかと、不思議に思われる方もいるかもしれません。

私は最初、外科医を志していたのですが、医療界の閉鎖性に嫌気がさし、「人の役に立つ基礎研究がしたい」と思って免疫細胞の研究を始めました。しかし、当時はまだ若く研究だけでは食べていけません。研究と同時に救急医療の現場でも働き続けました。

研究と臨床とのあいだを行ったり来たりする日々を送るうちに、今度は「学問に根ざした人の役に立つ医療をしたい」という思いが強くなり、そんなときに出会ったのが臓器移植でした。

皆さんもご存じのとおり、移植を受けたあとの身体には免疫により拒絶反応が起きます。普通、免疫というのは人類が細菌の侵入を想定して備えている仕組みであって、まさか他人の臓器が自分の体に入り込んでくるなどということまでは想定していません。ですから、臓器移植を受けたあとの免疫細胞の動きは想定し難い反面、それを研究することで「学問に根ざした人の役に立つ医療」への道を開きたいと思ったのです。

移植を必要とした子どもたちの存在に

私が最初に移植学会の要職をつとめた1988（昭和63）年というのは、時代的には日本学術会議や日本医師会の生命倫理懇談会で「脳死＝人の死」をめぐり本格的に学術的な議論がおこなわれていた最中であり、翌々年には「臨時脳死及び臓器移植調査会」（脳死臨調）が設置されるという一種エアポケットのような時期でした。

学会として身動きがとりづらいときではなかったかと記憶しています。もちろん和田心臓移植に対する警戒心もいまだあったかと思いますが、医療そのものへの国民の不信感が社会に蔓延《まんえん》していたのではないでしょうか。

そんなときでした。「日本での脳死臓器移植の道を開くために協力してほしい」との要請が来たのは。

私は日ごろから、「しかるべきところから自分に何か役割が与えられたときは、それを引き受け逃げてはならない」と思っているので、その要請を迷うことなく引き受けました。

引き受けた理由はもう一つあります。それは、臓器移植を必要とする子どもたちの存在です。

当時はまだ移植を受けたあとの生存率がいまほどは高くない時代でしたが、それでも少しでも子どもたちに国内での脳死移植の道を開き、生きる可能性を持ってもらいたい、普通の子どもと同じように学校の遠足や運動会などを楽しむ機会を持ってもらいたいという思いを抱いており、これが88年学術集会の会長職を引き受けた一番大きな理由です。

「フェア・ベスト・オープン」を掲げ国民と対話

引き受けた以上は絶対にまっとうするというのも私のポリシーです。まずは脳死とはどういうものかを国民に広く知ってもらうことが大切だと考え、14回にわたり脳死に関する説明会を開催したほか、反対派に招かれたシンポジウム等にも積極的に出席し話をしました。

脳死とはどういうものであるかを国民に最も伝えるべき者は、役人でもなく議員でもなく、医学者だと私は思っていたので、わかりやすく説明することにも徹しました。説明会やシンポジウム等の会場では、反対派から強い反発を受けましたが、私は「フェア・ベスト・オープン」、つまり、常にフェアな姿勢でかつベストを尽くし、情報はオープンにすることに心がけました。14回開催した説明会の内容は毎回必ずマスコミに公開し、また、脳死臨調への情報提供も積極的におこないました。

中山太郎先生とも遂次やりとりをさせていただきました。そのなかで私が思ったのは、中山先生は政治家としてと同時に医師としても深く物事を考えておられ、信頼できる方だということでした。

医療の信頼性こそ問われていた

私が1995（平成7）年に移植学会の理事長の職を受けた際、「仮にこのまま法律ができなくとも移植を再開する」と言って物議を呼んだことがありました。

これは中山先生ら議員の方々が苦労されて進めて来られた流れを逆行させるつもりで言った言葉では決してありません。

たとえばです。いま目の前に、移植を必要とする患者さんがいる、臓器を提供してもよいというご家族もいる、そしてその場には技術をもった医者もいる、けれど脳死下《か》での移植を規定する法律はまだない……という状況を前に、果たして私たち医療者はどう行動すべきなのか。

私の真意は、法律がないということを言い訳にしてはいけない、もっと私たち医師が移植再開に向けて真剣に取り組まなければならない、そこに国民の目が注がれているということを、医療に携わるすべての人によく考えてほしかったのです。

医療とは誰のためのものであり、何のための移植の再開であるのか、いわば医療の原点とも言える問題がそこにあったというのが私の認識でした。

医療に対する信頼があるなら、信頼する医師の行為を縛るような法律は科せられるだろうか。信頼関係が不十分だからこそそうしたものが必要とされていることに、まだまだ私たち医療者の意識が追いついていないのが私には気がかりでした。

臓器提供への理解の広がりに期待

臓器移植法は長い議論を経てようやく1997（平成9）年に成立したわけですが、実際には非常に厳しい内容の法律で、各方面から「どうしてこんな法律になったのか」と大変なご批判をいただきました。

中山先生もきっと苦しんでおられたことと思います。私自身も、目指していたはずの子どもたちへの移植の道が閉ざされ、愕然《がくぜん》としたというのが当時の正直な気持ちでした。

しかし、たしかに厳しい内容の法律ではあるものの、国内での脳死移植の道がわずかでも開けたのは事実です。「この道をもっと広げて行かなければならない」「このままではいけない」という思いも同時にみなぎり、再び中山先生と二人三脚のつもりで各方面への働きかけに力を入れました。そして、ようやく今回の改正に至り、子どもの臓器提供も可能となったわけです。

しかし2011（平成23）年3月末現在のところ、子どもからの臓器提供はまだ一件もありません。たしかに、お子さんの臓器を提供する親御さんの立場に立つと当然つらいものはあると思いますし、医療者側も慎重になっているのだと思います。

臓器移植法改正に至るまでの13年間（97年10月16日から2010年7月16日）で86件の臓器提供がおこなわれてきたことを踏まえますと、改正後さらにあと80件ぐらい大人の臓器提供がおこなわれた時点から、ようやく子どもの臓器提供への理解も広がっていくのではないかというのが個人的な予測です。

法改正後の現在、大人の臓器提供は改正前よりも早いスピードで増えており、脳死移植への理解は以前よりも進んできていると肌で感じていますが、一方で子どもの脳死移植も広く理解されるときが来るまで、まだまだ私たちはがんばらねばなりません。

中山先生は現在86歳になられるそうですが、次はアジアでの臓器移植ネットワークづくりを進めたいと、各国を精力的に飛び回っておられます。私も74歳となりましたが、必要とあらばぜひ中山先生のお手伝いをさせていただく所存です。

中山先生が次の目標として掲げられている、アジアにおける臓器移植ネットワークづくりというのは、今はまだ大きな夢でしかないかもしれません。

しかし、これまでもそうであったように、中山先生ならば、困難をものともせず目標に向かってきっと邁進《まいしん》してくださることでしょう。そして、移植医療の新たな可能性を切り開いていただけるのではないかと思っている次第です。

2011年3月末

野本亀久雄（のもと・きくお）

1936年6月生まれ。

1961年九州大学医学部卒業。73年同大学助教授、77年癌研究施設免疫学部門（現在の生体防御医学研究所）教授。元生体防御医学研究所所長。95年日本移植学会理事長（2001年10月に退任）。ネットワークとの関わりは、1995年社団法人日本腎臓移植ネットワーク理事に、その後、改組した社団法人日本臓器移植ネットワークの副理事長をつとめ現在に至る。

その他、財団法人がん集学的治療研究財団副理事長（97年～02年）、財団法人日本医療機能評価機構理事・医療事故防止事業担当（04年より現在）。九州大学名誉教授。

国民的合意をめざした医療◎もくじ

第三章　臓器移植法の改正へ　1997～2010年　129

序章

心のネットワーク、とは

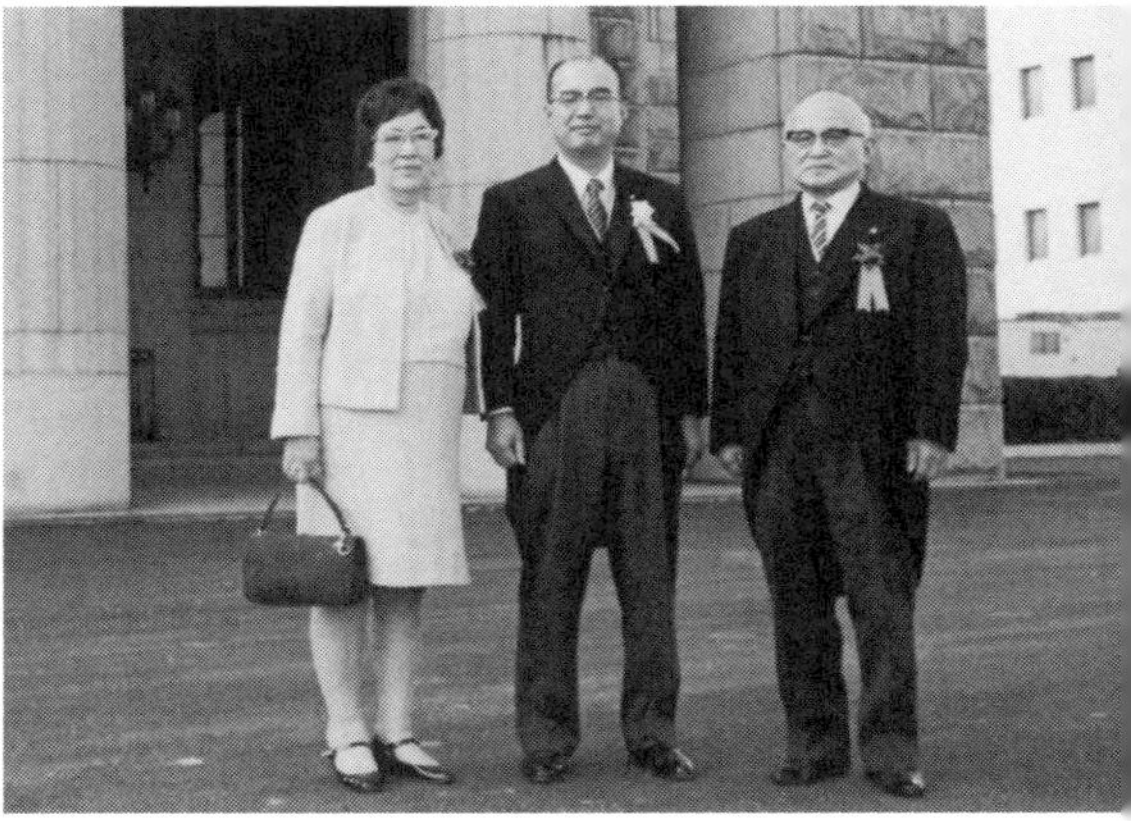

1970（昭和45）年、国会解説80周年記念式典に出席した元国会議員の両親（中山福蔵、マサ）と――マサは1960（昭和35）年に第一次池田内閣で厚生大臣となり、日本で初めて大臣の職に就いた女性としても知られているが、それより前の厚生省政務次官だった頃に「角膜移植法」の成立に力を尽くしている。1958（昭和33）年4月のことであった。

２００９（平成21）年7月13日、長きにわたって議論されてきた「臓器の移植に関する法律」（臓器移植法）の改正法が参議院でようやく可決・成立し、1年後の10年7月17日から施行《しこう》されることとなった。

その改正法施行を2カ月後に控えた２０１０（平成22）年5月12日、私は沖縄を訪れ、在沖縄米国海軍病院の関係者と懇談した。米軍が以前から日本の臓器移植ネットワークと協力し、米軍関係者から日本人への臓器提供をおこなっているという事実を確認するためである。

懇談では、外科医のアドナン・A・アルセディー少佐、広報官のブライアン・J・

デイビス氏と同席した。また、日本人研修医の金谷恵理子氏、野城加菜氏も同席された。

アルセディー少佐は「外科医の立場から、2010（平成22）年7月17日の改正臓器移植法施行前に、日本の臓器移植ネットワークと緊密な連携をおこなっている」と話し、日本の臓器移植ネットワークが発行している英文の意志表示カードを示された。また、在日米軍の現在までの記録のなかで、ほかに提供できるものがあるかを報告するとも約束してくれた。

私は、2006（平成18）年5月号『諸君！』（文藝春秋社発行、現在休刊）に掲載された、ジャーナリスト恵隆之介氏の記事を示して、記事のある事項を詳しく知りたいと求めた。その記事とはというと、以下のようなものである。一部を引用する。

平成一二（二〇〇〇）年一一月一二日、海兵隊基地キャンプ・キンザーの司令官ポール・R・パケット大佐が脳梗塞で倒れ、米海軍病院で脳死状態と判定された。

大佐は日頃、「万一の時は、沖縄を愛した証として臓器を県民および日本人に提供したい」と発言していたことから、家族は日本臓器移植ネットワークに臓器の提供を申し入れた。

ところが、日本側は、米海軍病院は厚生省が定めた臓器提供病院ではないとのことで受入を拒否した。そこで、夫人が再三にわたって大佐の生前の思いを訴えた。結果、日本の医療チームが海軍病院を訪れ、司令官の心臓停止後、腎臓と角膜を摘出し、福岡、熊本、沖縄の患者に提供したのだ。

本件も含め、米軍関係者による日本人への臓器提供は平成九（一九九七）年の臓器移植法施行以降五件にものぼる。

アルセディー少佐からは、この記事にある事柄について米国海軍病院のデータを調査・報告すると快諾をいただいた。

5月15日、アルセディー少佐からのメールが届いた。沖縄および横須賀米国海軍病院と日本臓器ネットワークとのあいだに交わされた契約書のコピー（224～232

頁に和訳資料)、それから、アメリカ人と日本人とのあいだの臓器提供例2件の記録が添付されていた。

だが、残念ながら、前述のパケット大佐の件に関する記録は見つけることができていない、と記されていた。

それでも、臓器移植法が改正される以前から、日米のあいだで臓器提供に関する国際的な交流があったということは、私にとって非常に意義深いことだった。

在日米軍と日本との関係については長年さまざまなことが議論され、最近は普天間基地移設問題などで揺れているが、こうした協力や交流の物語も双方のあいだにはあったのだ。そしてそれは、臓器移植法が改正されたいま私が次にめざしている「アジアでの臓器移植ネットワークづくり」、もっと言うならば、臓器移植をきっかけとするアジアでの「心のネットワークづくり」にもつながるものだといえる。

◇　◇

私は長年の政治人生のなかで、１９９７（平成９）年の最初の臓器移植法制定と、今回の２００９（平成21）年の法改正に携わり、日本国内での臓器移植の道を開くことに心血を注いできた。その道のりをいま一度振り返りながら、これからの日本の臓器移植の広がりと、アジアでの臓器移植のネットワークづくりのあり方を探っていきたいと思う。

第一章

議連発足前後から脳死臨調まで
1985～1992年

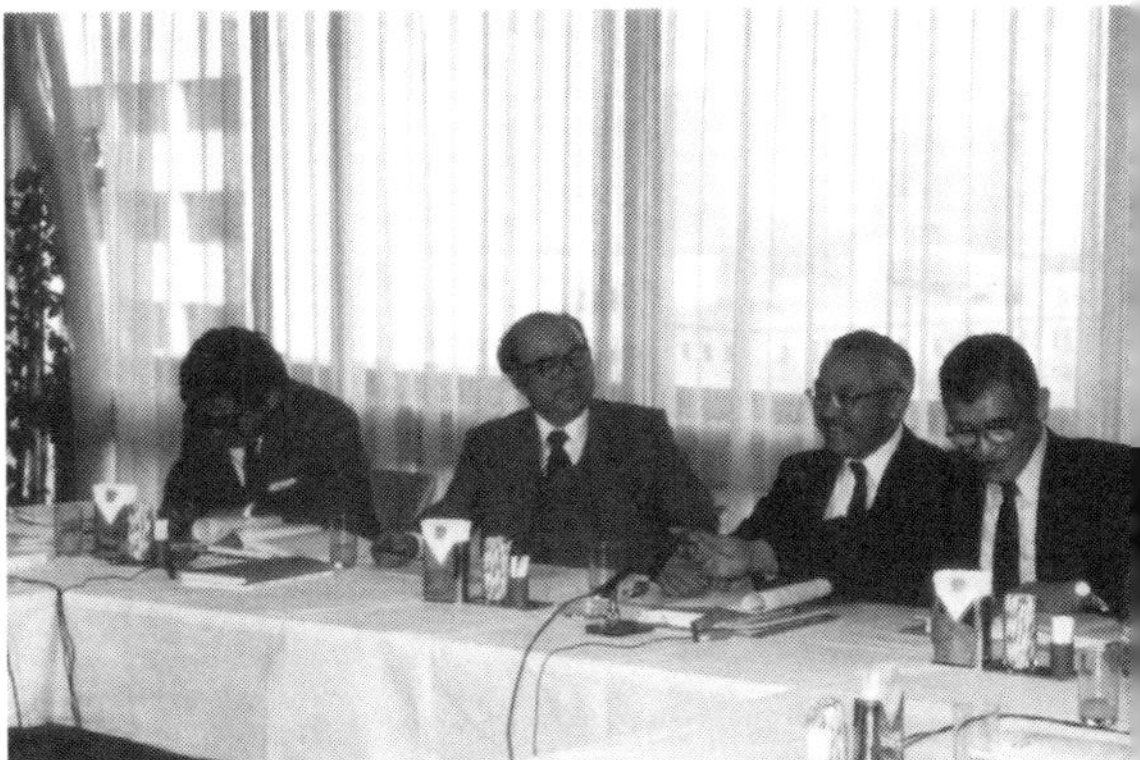

1988（昭和 63）年 1 月、日本医師会「生命倫理懇談会」座長であった加藤一郎氏（当時成城学園長、元東京大学総長）を招いた自民党の朝食勉強会にて（向かって右から日本医師会常任理事・村瀬敏郎氏―加藤氏―筆者、左端は自見庄三郎衆議院議員）

臓器移植にかかわる法律として日本で最初にできたものは、１９５８（昭和33）年４月に成立した「角膜移植に関する法律」（角膜移植法）である。

その成立までを世界の流れとともに見てみると、まず１９２８年にソビエト社会主義共和国連邦（当時）で、オデッサ大学のフィラトフ教授により世界で初めて角膜移植がおこなわれ、これまでほかに治療法がなかった失明者にとって大きな福音となった。

その後、角膜移植技術は世界的に広がっていき、１９３０年にはアメリカで早くもアイバンク（眼の銀行）が設立され、死んだ人の角膜を保存し必要に応じて医療機関に輸送するという、血液銀行同様の体制ができた。

一方、日本では１９４９（昭和24）年11月に、岩手医科大学の今泉亀撤《きてつ》教授（２００９〈平成21〉年12月29日に１０２歳で死去）が国内初の角膜手術を実施した。しかし、当時は死体からの眼球摘出《てきしゅつ》を認める法律はまだなく、今泉教授はそれを承知しながらも「患者のために」と手術を敢行したのである。56（昭和31）年３月には非公式なかたちで「眼の銀行」も今泉教授により同大学に設置された。

角膜移植法制定と母・中山マサ

そうした状況のさなかの１９５４（昭和29）年春、当時衆議院議員で厚生省政務次官だった中山マサ（当時63歳）を、日本赤十字社本社からの紹介で駐留米軍のスタイン・バーガー軍曹《ぐんそう》が訪ねた。

中山マサは、私・中山太郎の母である。戦前、アメリカのオハイオ州ウエスリヤン大学を卒業後に故郷の長崎で教師をしていたマサは、戦後の１９４７（昭和22）年に衆議院議員に初当選。60（昭和35）年には第一次池田内閣で厚生大臣となり、日本で初めて大臣の職に就いた女性としても知られている。

バーガー軍曹は、マサにこう切り出した。

「日本には約17万８０００人の失明者がいますが、その一割が角膜混濁《こんだく》による失明者です。健康な角膜に入れ替えることにより、近眼の人がメガネをかけたと同様に視力が回復することをご存じですか。

死後間もない人の角膜を移植することは外国では法律が認めていますが、日本ではまだと聞いています。すべての日本の失明者に光と喜びを与えるために、日本でもそのような法律を作ってはいかがでしょうか」

バーガー軍曹の提案を受けて、マサは議員立法で法律を成立させようと考え、角膜移植法案の説明に回った。多くの議員は驚いたが、全面的な反対の人はいなかった。議員立法は予算を伴わないものは20人、予算を伴うものは50人の賛同者が必要である。マサは20人の賛同者を集めた。

そして、1958（昭和33）年4月、「角膜移植法」が成立し、角膜移植のために死体から角膜を摘出することが認められた。それまで全額自己負担とされ高額だった角膜移植手術費も、健康保険が適用されて低額でできるようになったのである。

角腎法へと引き継がれる

この角膜移植法は、その後かたちを変えて引き継がれていくこととなる。

まず、1933年にウクライナのボロノイが初めて腎臓移植を実施し、56（昭和31）年には日本でも新潟大学の楠《くすのき》隆光教授によって最初の腎臓移植がおこなわれると、死体からの腎臓摘出についても法律で認めていく必要性が出てきた。80年代からは免疫抑制剤のシクロスポリンの開発により移植後の拒絶反応の問題も飛躍的に解消され、生存率が高まった。

こうした動きから1979（昭和54）年12月には、角膜だけでなく腎臓も死体から摘出・移植できるようにするための必要事項等を規定した「角膜及び腎臓の移植に関する法律」（角腎法《かくじん》）が成立、翌年3月に施行された。これに伴い、従来あった「角膜移植法」は廃止された。

ただし、この角腎法はあくまでも「死体」からの摘出について定めたものであり、後にレスピレーター（人工呼吸器）の普及によって出現する「脳死」の体をも「死体」に含むかどうかまではっきり示していなかった。

そして角腎法は、１９９７（平成９）年7月16日の「臓器の移植に関する法律」（臓器移植法）の成立をもって廃止され、内容は引き継がれることとなる。

人工呼吸器と「脳死」の登場

先に述べたように角腎法は、「死体」、つまり死んだ人の体からの角膜と腎臓の摘出を可能としたものである。

では死体とは、つまり「人の死」とはいったいどういう状態をいうのか。伝統的には、①自発呼吸《じはつこきゅう》の停止、②心拍《しんぱく》の消失、③瞳孔《どうこう》の散大《さんだい》の三徴候《さんちょうこう》をもって「人の死」

とすると認められてきた。医師か歯科医師がこの「三徴候死」を確認すれば、「死亡」と判断され、死亡診断書が書かれる。

ただし、死んでも、皮膚などの組織はまだしばらくは生きているので、ヒゲや爪《つめ》が伸びたりはする。だから、「個体の死とは」を厳密にいえば、人間の体を構成する〝すべての組織〟が死ぬことだろう。

しかし、いくらまだヒゲや爪は伸びるといっても、意識が回復することはもうない。すべての細胞が死にきるまでには、つまり、そうした不可逆的《ふかぎゃくてき》（回復不可能な状態）に進む死へのプロセスが完了するまでにはかなりの時間を要するため、これら三徴候をもって死の瞬間だと見なされてきたのである。

角腎法がいう「死体」も、この三徴候による死が確認された状態を主に指していたといえる。

だが、長らく不動のものだったこの死の概念は、朝鮮戦争の際に発明・導入された人工呼吸器によって、いとも簡単に覆《くつがえ》されることになる。

肺と心臓、脳幹《のうかん》は密接に関係しており、どれか一つの死は直ちに残り二つの死を引き起こす。しかし、瀕死《ひんし》の重体患者を人工呼吸器につなぐと、驚くべきことに死を脳

脳死(全脳死、脳幹死)と植物状態の違い

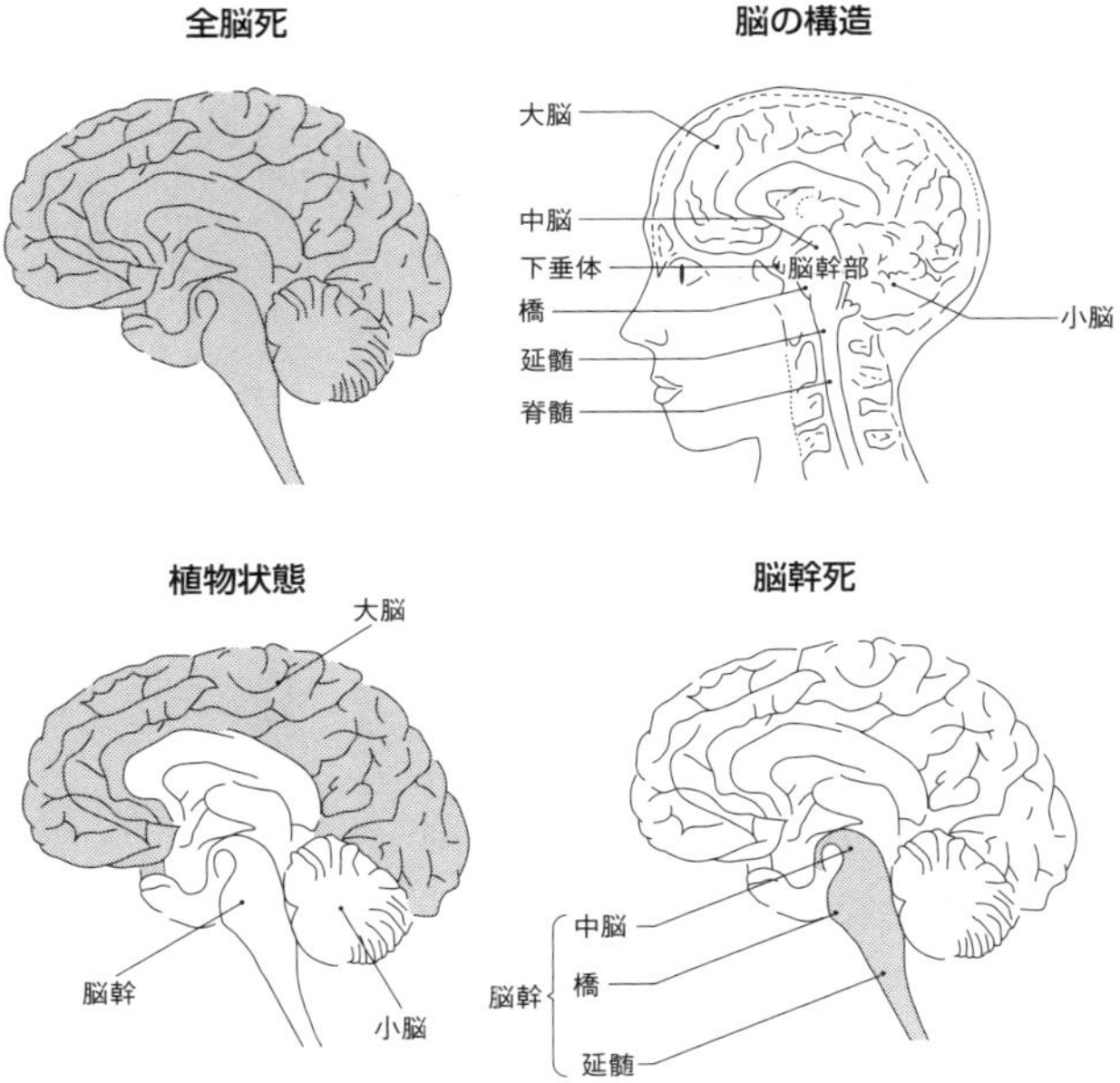

脳は大きく大脳、小脳、脳幹より成る。脳死と植物状態では、脳の中で障害を受け、機能を失っている部分が違う。　の部分が障害を受け、機能を失ったところである。
脳死には、大脳と小脳、さらには脳幹のすべてが障害を受けて機能しなくなった状態である「全脳死」と、脳幹が機能を失った「脳幹死」がある。脳幹は脳の最下層に位置し、中脳、橋［きょう］、延髄［えんずい］をあわせた部分をいう。脳幹死の場合は大脳がまだ機能を失っていはいないが、やがて大脳も機能を失い全脳死に至る。植物状態とは、大脳は機能を失ったものの、脳幹や小脳は機能を保っている状態をいう。植物状態の場合は、脳死と違い回復の可能性が残されている。
なお、日本では脳幹死は脳死とせず、脳幹以外に大脳や小脳の機能停止をも含んだ全脳死をもって「脳死」と見なしている。

の部位だけにとどめ、肺や心臓を生かし続けることができるようになったのである。この状態が「脳死」である。

「脳死」の患者は人工呼吸器を完備する大きな病院でしか発生しない。１９８９（平成元）年当時のデータでは、脳死の件数は全死者数のわずか０・４パーセント。三徴候死とは違って、極めてまれに発生する「死」だ。

脳死は一見植物状態の患者と同じように眠っているような容態《ようたい》に見えるために混同されやすいが、生命維持を司《つかさど》る脳幹が確実に死んでいるという点で完全に異なる（図参照）。

まず、植物状態の患者は栄養分を補給してもらえれば人工呼吸器なしでも何年も生きられる。意識が回復する場合も、少ないがある。

これに対し、脳死の患者は人工呼吸器につないだうえで、（血圧を上げるための）昇圧剤《しょうあつざい》や、抗利尿《こうりにょう》ホルモン剤の投与などをきめ細かく続けると、肺や心臓がかなり生きながらえる。しかし、蘇生できる可能性はゼロ。つまり、意識が回復することはない。

このため、回復する見込みのない脳死の患者を集中治療室にかなりの時間つなぎとめておくことに関し、生命倫理の観点から批判が高まるようになった。

その一方、臓器移植を必要とする患者にとっては、脳死の患者はこれ以上にない移植のための臓器の供給源となり得る。

特に心臓は、脳死となった体（脳死ドナー）から摘出したものでないと移植できない。腎臓、膵臓《すいぞう》、眼球（角膜）であれば、三徴候で「死亡」と宣告された体（心臓死ドナー）からも摘出・移植はできるが、腎臓や膵臓は脳死ドナーから摘出した場合のほうが状態がいい。

また、生きている体（生体ドナー）からの移植も可能だが、摘出できる臓器は腎臓（二つあるうち一つを提供）、肺（片肺の一部を切り取り提供）、肝臓や膵臓、小腸（一部を切り取り提供）に限られるうえドナーとなった人の体への後遺症が懸念されている。

だからこそ、臓器移植をおこなううえでは、脳死からの臓器提供が最も好ましいということになる。

各国で脳死判定基準がまとまる

これまでは「三徴候死」だけが「人の死」であったところに、新たに「脳死」が登場したことで、脳死も三徴候死と同様に「人の死」として認めてよいかという議論が出てくることになる。

人工呼吸器が登場した当時、「脳死」は「超昏睡《ちょうこんすい》」という名前で呼ばれていた。1957年、世界麻酔学会はローマ法王ピオ一二世（当時）に対して、「超昏睡を死と見なしてよいか」という内容の質問状を送付。

これに対してピオ一二世は、「個々の死の確定は宗教上・倫理上の原則とは関係なく、医学が判断すべきことだ」と前置きをしつつも、「客観的判断から回復の望みがない場合には、医師は蘇生術《そせいじゅつ》を施すことを中止できる」と回答した。

これにより、超昏睡、つまり脳死を「人の死」とすることはカソリック教会では実質的に認められたといえる。

やがて、法律で「脳死は人の死である」と認める国も現われた。

アメリカでは1968（昭和43）年、ハーバード大学において世界初の脳死判定基準（「不可逆性昏睡の定義」）が示され、これが後の判定基準の原型になる。そして、81（昭和56）年2月には、「循環機能または呼吸機能の不可逆的停止、または、脳幹を含む全脳《ぜんのう》機能の不可逆的停止のいずれかに陥《おちい》った場合、死亡と認定する」とした「統一死亡判定法」が統一州法委員会から示された。

これは同年7月の米大統領委員会による「死の判定ガイドライン（死の報告書）」にも引き継がれ、ここでも脳死を「人の死」と認めている。さらに１９８４（昭和59）年には「統一臓器移植法」が制定され、脳死と臓器移植を取り巻く法整備は完了した。

なお、アメリカでは「脳幹を含む全脳の死」をもって人の死としているが、イギリスでは「脳幹死」だけをもって人の死としている。

日本では「竹内基準」を発表

一方、日本でもこうした諸外国の動きにならい、脳死の定義や脳死判定基準が策定されていった。まず、１９６８（昭和43）年10月に日本脳波学会（現在の日本臨床神経生理学会）が、脳死について「回復不可能な脳機能の喪失。脳機能には大脳半球だけでなく脳幹も含まれる」という定義を発表。74（昭和49）年には日本初の脳死判定基準（いわゆる「脳波学会基準」）を発表した。

また、1983（昭和58）年9月には、厚生省（当時）が竹内一夫杏林大学医学部教授（当時）を班長とする「脳死に関する研究班」を発足、85（昭和60）年12月に「脳死の判定指針及び判定基準」、いわゆる「竹内基準」を公表した。この竹内基準は、後に日本で「臓器移植法」が制定・施行された際に「法的脳死*判定基準」として採用されていくものである。

竹内基準は次の6項目から構成されている。

①深《しん》昏睡、②自発呼吸の消失、③瞳孔が固定し、瞳孔径《けい》が左右とも4ミリメートル以上になる、④対光《たいこう》反射・角膜反射・毛様脊髄《もうようせきずい》反射・眼球頭《とう》反射・前庭《ぜんてい》反射・咽頭《こうとう》反射・咳嗽《がいそう》反射の消失、*⑤平坦《へいたん》脳波、⑥以上の条件が満たされた後、6時間経過を見て変化がない。二次性脳障害*、6歳以上の小児では6時間以上の時間を置いて観察する。

竹内基準は諸外国の基準に比べて厳しい内容だといわれている。しかし、1985（昭和60）年の竹内基準の報告書では「脳死＝人の死」とまで認めてはいなかった。ここが「脳死＝人の死」と認めているアメリカとは違うところだ。同報告書では、こう述べている。

＊法的脳死：「法的」とは何を意味するのか。辞書的な解釈をすれば、「法律の立場に立った」あるいは「法律上の」脳死という意味になる。一方でというか、そもそも脳死は純粋に「医学上」の概念である。つまり、脳死については「法律上」と「医学上」の理解の仕方があるということになる。ところで、三徴候死についてはどうか。三徴候死は「法的三徴候死」という言い方を決してされない。つまり、三徴候死は純粋に「医学上」の概念としてしか存在しえないことになる。ここに大きな矛盾がある。

＊対光反射・角膜反射・毛様脊髄反射・眼球頭反射・前庭反射・咽頭反射・咳嗽反射の消失：瞳孔に光をあてる、こよりで眼球をこする、首に手指または針で痛み刺激を与える、顔を左右に振る、耳の中に冷水を入れる、喉《のど》の奥や気管支《きかんし》を刺激する、といった検査を通して体の反応を見ることで、脳幹が生きているかを確かめる。その結果、本来見られる反応が得られないと、脳幹の機能停止の可能性が高い。

脳死はわれわれに生と死の問題、医学と人間存在、あるいは人間性との問題を問いかけている。このことについては、死の定義と関連して医学以外に、倫理、法律、社会、経済、宗教、哲学などの幅広い分野での討議が必要であろう。治療をおこなう医師は、死の判定に関して最終的責任を負わなければならないが、生とは何か、死とは何かについて医師の判断を助けるために医学関係以外からの意見は重要である。したがって、本指針では脳死をもって人の死とは決して定めていない。

和田心臓移植が論争に

脳死体からしか摘出・移植できない「心臓」の移植手術が可能になると、脳死下臓《か》器移植への関心はさらに高まっていった。

１９６７（昭和42）年、南アフリカのクリスチャン・バーナード博士が世界初の心臓移植手術を実施した。レシピエント（移植を受けた人）は手術後18日目に死亡したが、これまで未知の領域だった心臓移植がついに現実のものとなった歴史的な出来事だった。

そのわずか９カ月後の１９６８（昭和43）年８月８日未明、世界で30番目、わが国で最初の心臓移植手術が北海道立札幌医科大学胸部外科の和田寿郎教授の執刀でおこなわれた。

脳幹は、呼吸や血液の循環、発汗による体温調節など、動物が生きていく上で不可欠な機能をつかさどる。脳全体の働きにとって脳幹の占める位置は大きい。それゆえ生物学的には脳幹の機能が停止した時点で生物としての終わりを迎える。

＊二次性脳障害（40頁）：脳血管障害（脳出血、脳梗塞《こうそく》）や事故による頭部への外傷などによって引き起こされた脳組織障害を一次性脳障害といい、二次性脳障害とは脳以外の疾病（たとえば不整脈や心筋梗塞による心停止後に心肺蘇生をおこなったとき、同じく溺水［できすい］や縊頸［いっけい］による心停止後に心肺蘇生をおこなったときなど）により脳に障害が生じることを言う。

当初、日本では賞賛をもってこのニュースが報じられた。しかし、レシピエントが手術後83日で亡くなった直後から、脳死判定の方法が適切なものだったのかどうかや、この心臓移植手術自体が本当に必要なものだったのかどうかなど、問題が次々と噴出した。

そしてこれが、わが国のその後の移植医療に抜きがたい不信感を植え付けることになってしまったのである。

和田心臓移植がおこなわれてから約4カ月後の12月、大阪市の漢方医らが和田教授らを殺人罪で刑事告発した。わが国初の心臓移植はもはや、医療行為としてよりも、その違法性が問われる事件となった。１９７０（昭和45）年9月、札幌地裁は不起訴処分（嫌疑不十分）としたが、事件のナゾはいっこうに解明されなかった。

その結果、人の命よりも自分の業績を優先させたのではないかという移植医に向けられた懸念は、容易には拭えない負の遺産として日本の移植医療にのしかかることになった。

小児科医から政治家に

ところで私は１９５２（昭和27）年に旧制大阪高等医学専門学校（現大阪医科大学）を卒業し、医師をめざした。

本当は絵を描くのが好きで将来は画家になろうと思っていた。東京美術学校（現東京芸術大学）入学を志したものの、私が旧制中学を卒業した当時は日支事変が拡大、戦時体制の状況下にあった。文科系の学生が軍需工場へ動員されている中、急遽方針を転換して医学の道に進むことにしたのである。

やがて日米開戦となり、日増しに募る戦況の悪化にともなって徴兵猶予《ちょうへいゆうよ》されていた文科系の学生が学徒出陣の名のもと、戦場に駆り出されて行った。多くの友人が出征したきり帰らなかった。医学生を含め理工系の学生は卒業まで徴兵されることはなかった。勤労動員で医科の学友とともに島根の山間部の農家へやられた私は、空襲の心配もなく稲刈りに汗を流していた。

大阪医科大学小児科教室助手となったのが1954（昭和29）年である。60（昭和35）年には小児麻痺《まひ》の研究で医学博士号を取得した。

当時は、ちょうど小児麻痺のソークワクチンが実用化されたときであった。しかし、たいへん高価な薬（当時のお金で1万円と記憶している：大卒会社員の初任給がおよそ1万3000円ほどだった）のために、富裕層の子どもしかその恩恵にあずかれない。どうにかして科学技術の進歩の恩恵を一般市民も均しく受けられる社会にしたいとの思いがこのときに私の中に芽生えた。

こうして1955（昭和30）年の大阪府議会議員選挙に立候補し、初当選を果たした。以来4期を務めたが、「政治における科学技術政策の充実」は今日まで私の政治家としての第一の目標であり続けている。

当選して5年ほど、診療所を開設し夜間診療をおこなっていた。〝二足のわらじ〟をはいた生活を送っていたわけだが、結局、診療所は閉鎖することにした。小児患者の場合、容態が急変する危険がある。中途半端にしていては患者さんやご家族たちに申し訳ないと思ったからだ。

府議会議員時代の思い出に、ソビエト船・ヤクチャー号に乗船しソビエト視察の旅に出たことがある。当時、ソビエトでは府や県議会の議員を招いての視察旅行を募っていた。新潟からハバロフスクへ、そしてシベリア鉄道の客となりイルクーツクーモスクワーソチーキエフーレニングラードと1カ月間の旅行であった。

その翌年にはアメリカとカナダを訪れた。片や自由主義・民主主義国家、片や社会主義国家における国民の生活を垣間みることができたのである。

その後、１９６８（昭和43）年には大阪地方区より参議院議員に立候補し当選、以後3期を務めたが、その間に鈴木内閣で国務大臣、総理府総務長官・沖縄開発庁長官に任ぜられた。ついで、87年（昭和62）年に衆議院に鞍《くら》替《が》え立候補し当選、7期を務めた。この間第一次・第二次海部内閣で外務大臣に任ぜられた。94（平成6）年には、天皇、皇后両陛下のフランス・スペイン公式ご訪問の主席随員を務めることもできた。

私の母・中山マサは戦後、婦人代議士として当選7回、厚生大臣を務めていた。一方、父の中山福蔵は、戦前に立憲民政党の衆議院議員を3期務めていた。ところが、東條英機内閣による日米開戦を前に、「このままでは日本がつぶれる」と反対し、大政翼賛会《たいせいよくさんかい》に加わることはなかった。

1945（昭和20）年8月15日、日本敗北の知らせに、「自分の考えていたことは間違いではなかった」と友人らと話していたときの様子をよく覚えている。私の人生にとっても、日本にとっても忘れられない日であった。父は戦後、参議院議員を3期務め政治家としての道を全うした。

「政治における科学技術政策の充実」は理工系出身の私の責務ともいえた。

臓器移植法の制定のほか、原子力船「むつ」の廃船や国産の偵察衛星の打ち上げ実現にも私は関わっているが、その中で痛感させられたのは、国の大事な審議や意思決定の場に意外なほど理工系出身者がいないということであった。たとえば、官僚機構のトップである次官に理工系出身者がなるのは極わずかであるし、国会議員にしても同様だ。裁判官に至っては、3000人のうち医師の資格を持つ者は極々小数だ。

このような態勢で国家が運営されていることに、日本の弱点があり、そのことに心を砕いて現在に至っている。

海外で移植を受ける患者たち

私が参議院議員として初当選した１９６８（昭和43）年は偶然にも、和田心臓移植がおこなわれた年である。私はこの一連の手術報道に接したとき、和田教授はもう少し慎重にことを運べなかったものか、業績に対する名誉欲が勝ってしまったのではないかと、同じ医師として残念な思いを抱いた記憶がある。

和田心臓移植以後、日本の移植医療は多くの国民にとってネガティブな印象で受け止められるものとなった。その後も、脳死下での臓器移植がおこなわれたが、携わった医師が刑事告発されるようにもなってしまった。

１９８４（昭和59）年には筑波大学の岩崎洋治教授、深尾立助教授が脳死下での膵腎同時移植を国内で初めておこなったが、東大ＰＲＣ（患者の権利検討会）の本田勝紀医師（腎臓・内分泌科《ないぶんぴか》）、阿部知子医師（小児科、現社民党議員）から殺人罪で訴えられた。88（昭和63）年には信楽園病院（新潟県）で脳死下腎臓移植をおこなった医師も、東大PRCから告発された。

こうした状況では、日本国内での臓器移植は難しいものとなる。結果、移植を必要とする患者たちは海外で手術を受けることを余儀なくされた。特に1985（昭和60）年以降、心臓や肝臓などの移植手術を受けるために海外に渡航する患者は増えた。しかし、数千万円～1億円という巨額な渡航費用や手術費などを捻出《ねんしゅつ》するため、マイホームや家財道具を売り払ったり、マスコミの力を借りて募金活動を繰り広げたりしなければならないケースがほとんどだった。

当時の統計によると、1984（昭和59）年6月から13年間で、180人が海外で移植手術を受けた。脳死体からの肝臓移植が147人（移植後の死亡41人）、心臓移植は33人（同4人）にのぼっている。

母・マサが角膜移植法成立に尽力したからというわけではないが、このように海外に助けを求めざるをえない状況に置かれている患者たちの存在は、私の心の中にも突き刺さるようになっていた。

生命倫理研究議員連盟の発足

そんな1985（昭和60）年のある日、当時参議院自民党の幹事長を務めていた私のもとに、公明党の高木健太郎参議院議員（医学博士、元名古屋大学学長）が来られて、こう声をかけた。

「臓器移植や生命倫理の問題はいずれわが国でも避けて通ることができなくなる。超党派で取り組むべき課題だとは思いませんか？」

臓器移植について考える勉強会にも高木議員とともに参加し、国内で臓器移植の道を開く必要性をあらためて強く思った。

さっそく私は、医師免許を持つ医系議員を中心に、衆参両院の各党議員に対する呼びかけに奔走した。この問題に関する超党派の議員連盟「生命倫理研究議員連盟」を設立し、議員立法により日本での臓器移植を可能にするためである。

議員立法の際には予算を伴わない法案では20人、予算を伴う法案では50人の賛同者が必要であることは先に記した通りである。私は、次のような設立趣意書を作り、生命倫理研究議員連盟への参加者を募った。当時、臓器移植をめぐる社会状況はどのようであったかを知る意味でも、少々長くなるが、その設立趣意書を見てみよう。

ご存じのごとく生体は強力な自然治癒《ちゆ》能力を有し、内外の有害なる侵襲《しんしゅう》に対して抵抗し、防御《ぼうぎょ》し修復《しゅうふく》しつつ正常な機能を保持しております。この能力を賦《ふ》活《かっ》し補助して正常の構造、機能に回復せしめるのが医療の本来の姿であります。昨今注目をひいている人工臓器、臓器移植医療はその意味においては医療の本道ではなく、医学の敗北の止むを得ざる処置であると私は考えております。

しかしながら、たとえ本道ではないとはいえ、今眼前に、あらゆる真摯《しんし》な医療努力にもかかわらず、一つあるいは複数の臓器の重篤《じゅうとく》なる障害のために瀕死の状態にある患者を見るとき、医師はいたずらに手を引くことができるでしょうか。それに代わる臓器を提供することによって、その人の天寿にいくらかでも近づけることが可能である確率が高いと判断できる場合、良心的で勇気ある医師であればあるほど、代替《だいたい》、移植の道を選択することに何人も異議を唱えることはできないと思います。

しかも、もしすべての人工臓器が万全であれば、何を好んで臓器移植に踏み切る医師がありましょうか。たとえば腎臓の代わりに人工腎である透析《とうせき》装置に依拠して生きている人が現在五万数千を数えますが、成人にあってはその人の生活、労働に、子供にあってはその成長と教育に多大の支障を与えます。

私は最近、一六〇数回の透析を受け、細くなった手足をベッドに横たえ、ひとりではベッドにはい上がるのがやっとという小学校二年生の男の子が、母の片腎《かたじん》の移植手術の結果、約半年後にはオランダで催された移植者オリンピックで五キロを完走したテレビドキュメンタリーを見ました。観衆は歓呼をもって迎え、会長はゴールに入ったその子を抱き上げ、父は喜びの涙をとめどもなく流していました。移植の目的は、まさにここにあります。

しかし、生体腎移植よりも、死体腎のそれの方がより医道的であります。しかるに死体腎の提供が、最も少ないのが日本であり、死体腎は米国の厚意によってこれまで一六〇以上の脳死腎を輸入*している有様であり、しかも米国には一腎も送っていません。欧州各国においては相互に臓器を提供し合っていますが、日本はまったく一方的であります。このことは腎に限ったことではありません。

多くの悩める人びとにこのような医療の恩恵を与える臓器移植も、幾多の困難と失敗を重ねてきました。それはすべての科学技術の応用の歴史と同様であります。日本はその発展にほとんど貢献せず、もっぱら欧米各国の技術と研究成果のみを利用してきております。しかも死体臓器の提供者が少ないために、臓器移植においてはまったく後進国となっています。それだけに、救われる人が短い生涯を閉じたと言います。

次に、脳死と臓器移植の関係を述べさせていただきます。

移植は、脳死という死の定義が存在する前からなされていました。脳死とは脳が死んで呼吸を引き取って、昔ならそのまま死んだと言われる人が人工呼吸器という科学の利器によって呼吸が人工的に維持されるために、脳が死んでも心臓とからだが生きている状態です。いわば、生きたからだに死んだ脳、まさに頭のないからだという状態です。

頭のないからだを生きているとは言えないと思います。医学的には間違いなく死であると断言できる状態であります。遺体に対してさえ敬慕の情を断ち切り難い国民感情であるのに、まして心臓拍動が存在するからだを傷つけることには強

＊脳死腎を輸入：アメリカ国内で脳死下で提供されたものの、適合性の問題や移植施設の都合によって使用されなかった腎臓（US腎）を、UNOS（全米臓器分配ネットワーク）の了承のもと日本に空輸、移植を待つ患者に移植していた。1981年から95年まで続けられ190の腎臓が移植された。
ところが、1995年6月に「欠陥US腎を移植」との新聞報道がなされると、US腎の輸入に関わっていた東京女子医科大学・太田和夫教授・同腎臓病総合医療センター所長（当時）と、そのとき発足したばかりの日本腎臓移植ネットワークとのあいだで臓器の配分ルールをめぐっての何らかの確執《かくしつ》があったかのような話が流れた。

その後、欠陥腎など報道の多くは事実誤認によってなされたものであることが判明。しかしながら、ようやくその前年4月に臓器移植法案（中山・森井案）も提出され、これからという情勢に水を差す格好となったのにちがいはない。

い抵抗感を持つことは当然と言えますが、脳死という現実は現実として厳粛《げんしゅく》、冷静に受け止めるべき時代が到来していると考えます。

一方、移植の成功は死にかかっている臓器よりも生き生きとした臓器の方が良好であるのはもちろんであります。脳外科医は何とかしてドナー（臓器提供者）を蘇生させたいと願うし、移植医としてはできるだけ新鮮な臓器を移植してレシピエント（臓器受容者）を長く生かしたいと思うでしょう。ここに相互矛盾があり、脳死の不可逆性の正確な判定基準が必要となり、また脳死診断医と移植医が区別される必要が生じます。

ともあれ、ここで申し上げたいことは、移植医が脳死を作り出したものではなく、元来無関係であった脳死と移植とが、結果的に自然の成り行きとして密接な関係になったと言うべきであります。言うまでもないことですが、移植医が故意に死期を早めて臓器を摘出するとか、功名心のためにする行為は、絶対にあってはならないことです。

事は国民各自の生死、延命、幸福に深く結びつき、国民の強い関心をひいている問題であります。個々にわたって解決すべき問題は山積し、また国民の正しい理解を必要とする問題であります。われわれ国会議員としては、このまま成り行きに任せるか、あるいは立法化するとすれば何を立法化すべきではないかを、今後の十分な議論を通して決定していきたいというのが、この連盟設立の趣旨であります。

それぞれに異なる死生観

この呼びかけは大きな反響を呼んだ。そして、多くの賛同者が集まり、医系議員を中心とした超党派の国会議員による先述の「生命倫理研究議員連盟」（以下、議連）が１９８５（昭和60）年２月に設立されたのである。会長には私が就任し、発案者である高木議員が事務局長となった。

このとき、日本医師会の推薦の参議院議員・宮崎秀樹氏（その後、日本医師会副会長を務め現在は退任）のご尽力をいただいたこと、また、当時日本医師会会長だった故・羽田春兎《はると》氏からも日本医師会として多大なご協力をいただいたことは、いまも忘れることはできない。

しかし一方で、当時は新興宗教を選挙母体として当選した参議院議員の方々も多く、私たちのような医系議員の審議に際してはかなりの抵抗を示されたことも忘れられない。宗教団体各宗派には、死後の魂のあり方についてそれぞれの教義があり、どういう状態を「人の死」「死体」と認めるべきかの議論は百出《ひゃくしゅつ》した。

世界各国を見回しても、死者の葬儀のかたちは、神道、仏教、キリスト教など、各宗教・宗派等によりそれぞれまったく異なっている。インドでは聖なるガンジス川に死体を流し、ヒマラヤの山岳民族は富貴《ふき》の人の死体は山岳地域に運び、その死体を砕いてワシを呼び、ワシに食べさせるという「鳥葬《ちょうそう》」をおこなう。そして、その鳥が天に飛ぶことによって、死者は成仏したと考えられる。

このように、人の死（体）をどう捉え・どう扱うかは、民族や伝統・文化、そして個々人が持つ信仰や宗派によって異なっている。法律を整えようという話以前に、そうした文化・伝統・信仰等による「人の死」や「死体」に対する捉え方の違いを、どう乗り越えていくかという問題が大きく立ちはだかっていた。

一方、日本でも、最近の映画「おくりびと」や「千の風になって」の唄のヒットに見られるように、日本人の「死」と霊魂の考え方は変わりつつある。

「脳死＝人の死」と認められるには

私は、議連の立ち上げを機に大阪府立千里救命救急センター（吹田市）を訪れ、脳死の2人の患者と面会した。

患者の表情には赤みが差し、呼吸のたびに胸がふくらむ様子を見ると、ただ眠っているだけのように見える。しかし、人工呼吸器を止めれば、ただちに呼吸停止となり間もなく心停止が訪れる。生命維持を司る脳幹がすでに機能停止しているためだ。

脳死に陥った患者は不可逆的な死のプロセスにあり、医学的にはすでに死んでいると見なされていた。そのギャップを患者の家族がすんなり受け入れることができるよう説明することが、救急医たちの重要な仕事なのである。

私は千里救命救急センターの主治医による説明に耳を傾けながら、医師と患者のあいだに築かれた信頼を感じ取っていた。そして、「脳死が国民の真の理解を得るためには、まず医の倫理を確立しなければならない。さらに、新しい脳死判定専門医の指定制度が必要になってくる」と痛感したのだった。

脳死が人の死と認められ、脳死体からの心臓や肝臓移植への扉を開くためには、何が解決され、何が理解されなければいけないのか。私は手元のメモに課題を列挙してきた。

一、脳死を個体の死と認めるのか
一、脳死判定の基準はどのように決定するのか
一、脳死判定の専門医を指定することが必要か
一、生存中の本人の意思や家族の同意により脳死状態《（ママ）》から臓器の提供がおこなわれる場合、どのような法律と社会システムが必要か
一、脳死状態《（ママ）》から臓器移植をおこなう場合の医療費を、社会保険診療報酬の中にい

かに定めるか。現在（1985〈昭和60〉年ごろ）の臓器移植の医療費は78年に保険適用となっていた腎臓移植以外は全額自己負担である

一、日本に居住する外国人、日本での臓器移植を希望して来日する外国人患者に対して、どのような態度で臨むべきか

一、営利を目的とした臓器の売買をどのように規制するか

一、臓器の輸出入、すなわち近隣諸国とのあいだの臓器提供相互協定の締結は必要か。協定のある国から日本に来た外国人移植患者の医療費をどうするか

一、移植用臓器の輸送は航空自衛隊を使用するのか。その場合、輸送コストはどこに請求するのか

こうした問題について公開の場で議論し、結論を出さなければならないと思った。

そんな矢先の1987（昭和62）年、日本学術会議の「医療技術と人間の生命特別委員会」が、「全脳の機能が不可逆的に喪失した状態と定義される脳死は、医学的に

日本医師会の「生命倫理懇談会」最終報告書をもって出された生命倫理研究議員連盟の声明——前年の日本学術会議・医療技術と人間の生命特別委員会の見解もあって、「脳死＝人の死」をめぐる学術的論議には一応の決着がついたかたちだが、それをもって「脳死移植」の再開とするにはいまだ時期尚早だった。

脳死及び臓器移植に関する要望書

昭和43年8月札幌医大において行われた脳死状態《（ママ）》における心臓移植は、国民に大学病院における医療の密室性について不安と疑惑を与えた。以来わが国においては、角膜・腎臓移植以外の心臓・肝臓・すい臓等の臓器移植は、殆んど行われていない。筑波大学において行われた移植は、現在殺人事件として告発され、検察庁において調査が行われている。

一方先進国において脳死を死と認めている国が多い。それ故、昭和61年度1年間に世界で1415例の心臓移植が行われた。昭和42年に南アフリカ共和国のバーナード博士が世界で初めて心臓移植を行って以来、本年度末には5000例を大きく上回ると予想されている。移植以外に救済の道のない患者の希望はふくらみ、海外特に米国に渡って臓器移植を受ける人が増加しつつあり、新しい国際間の感情的摩擦が憂慮される状態にある。

かかる状態に鑑み、日本医師会は生命倫理懇談会（加藤一郎座長）を会長の諮問機関として設け、検討の結果、去る1月19日、脳死及び臓器移植に関して、厚生省脳死判定基準を最低条件として、脳死を死とすることを認め、日本移植学会の提案した一定の厳しい条件下において移植の実施を肯定する見解を表明した。

これに応じて、にわかにわが国の二、三の大学・国立研究所が心臓・肝臓の移植の実施を近く行うことを声明している。このまま推移すれば現行の法律では違法性の疑いのある「死」の取扱い及び移植が実施されるのも間近いと考えられ医学の進歩による新しい技術の応用が既存の法律との矛盾と国民の不安をおこしている。

生命倫理研究議員連盟（自民59・社会9・公明15・民社4・共産6総数93）は昭和60年2月設立以来本問題について研究を重ねてきたが、社会的に極めて重要な段階に到達した現時点で、国会において脳死及び臓器移植について如何に対応していくか、立法府として総合的かつ慎重に討議することが重要であるとの結論に達したので、ここに要望するものである。

昭和63年1月26日

生命倫理研究議員連盟

会長　中山太郎

見て個体の死である」(つまり、脳死は人の死である)という見解を発表した。

また、翌1988(昭和63)年1月12日には、日本医師会の「生命倫理懇談会」(座長=加藤一郎・当時成城学園長、元東京大学総長)も、「従来の心臓死のほかに、脳の死をもって人間の個体死と認めてよい」という最終報告書を羽田医師会長(当時)に提出し、「脳死による死の判定は、患者本人またはその家族の意思を尊重し、その同意を得ておこなうのが現状では適当である」とも示したのである。

日本医師会は1月19日の理事会で、この最終報告書を日本医師会の正式見解とすることを満場一致で承認した。

私は「新しい歴史のページがめくられた」と感動を覚えた。と同時に、政府・与党の自民党の中に脳死と臓器移植の問題を議論する組織をつくる時期がやってきたとも確信した。

自民党に調査会が発足

翌2月、自民党で政策を調査・立案する政務調査会のなかに「脳死・生命倫理及び

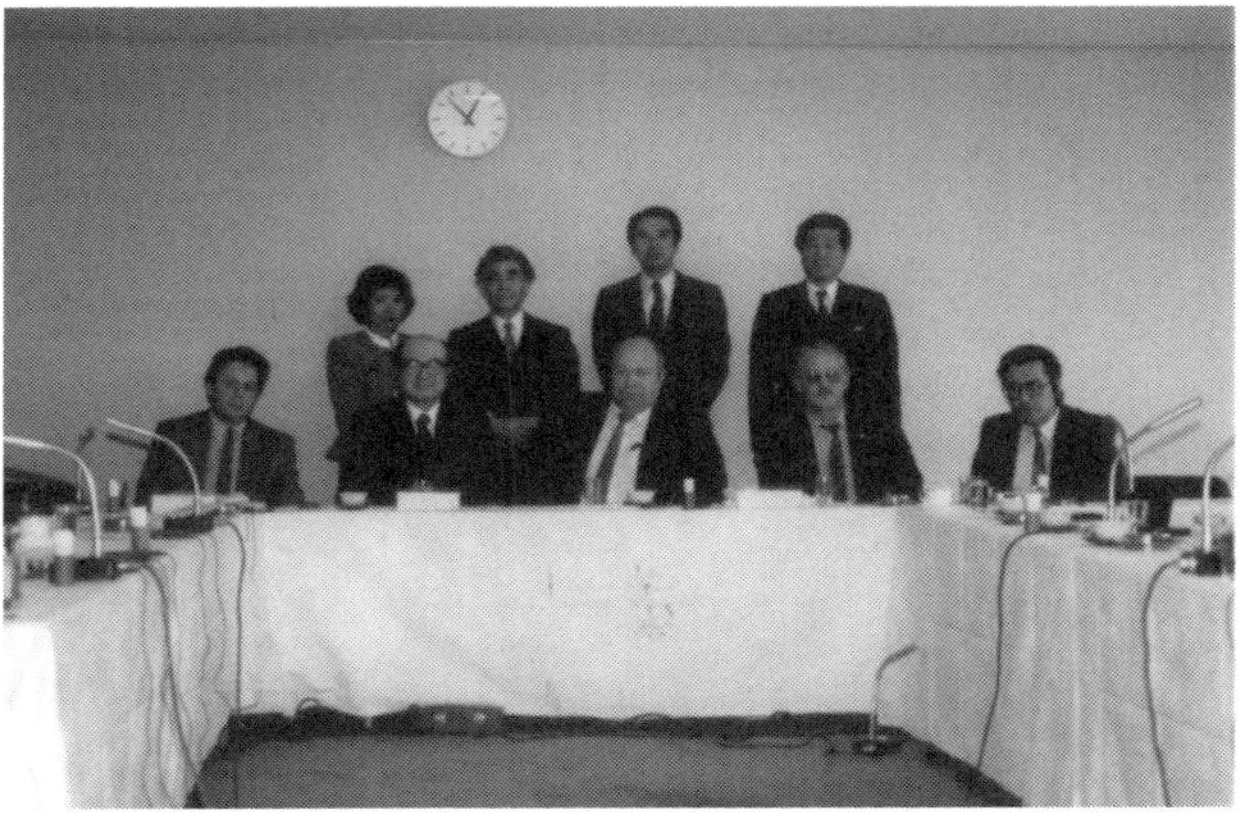

1988（昭和63）年、自民党「脳死・生命倫理及び臓器移植問題に関する調査会」にモスクワ・ソビエト連邦国立人工臓器及び臓器移植研究所長（当時）、シュマコフ・イワノヴィッチ博士を招いた

臓器移植問題に関する調査会」（以下、調査会）が設置された。会長には私が互《ご》選《せん》され、副会長は、政務調査会の社会部会、文教部会、法務部会の各部会長に委《い》嘱《しょく》した。顧問には厚生大臣、法務大臣、科学技術庁長官、医療基本制度調査会の会長を迎えた。

3月18日、「調査会」発足に伴う全体会議が開催された。

以来、調査会では、次のような作業を順次おこなっていった。

・法律的側面からの意見聴取と討議
・患者家族の声の聴取

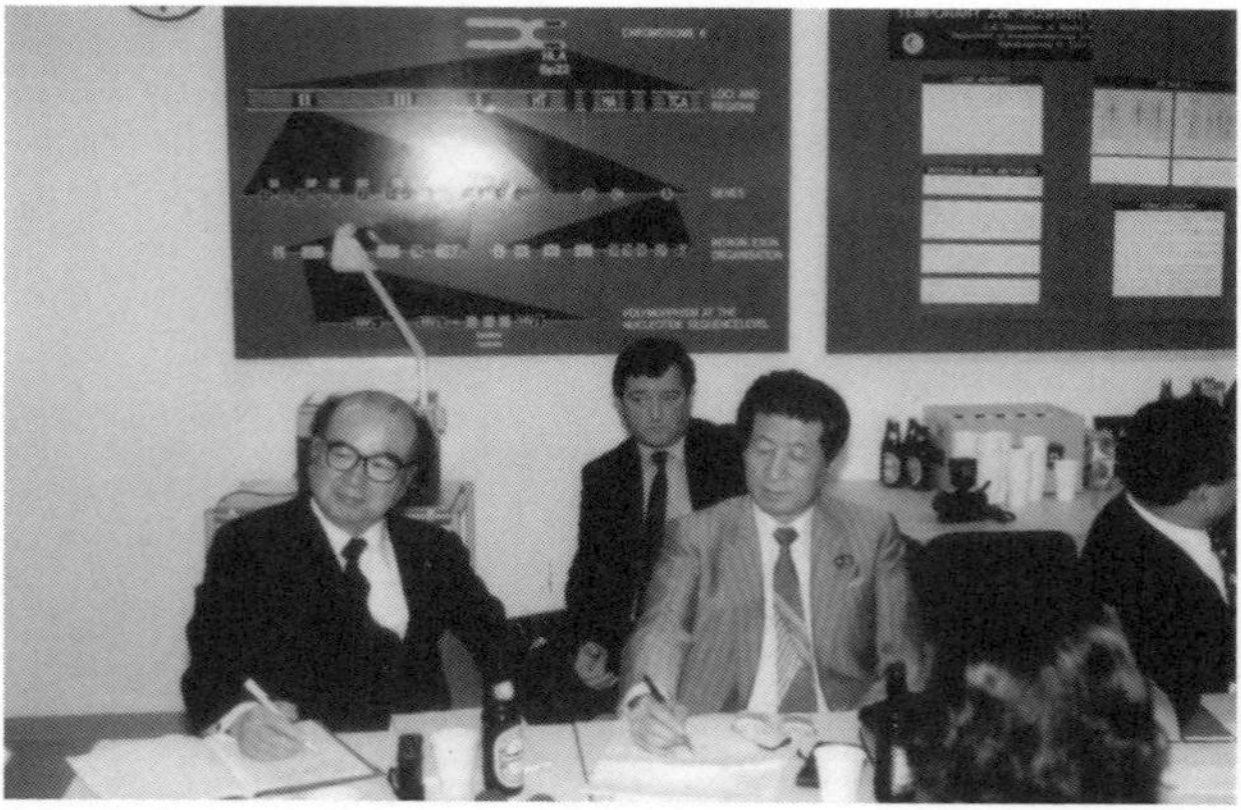

ユーロ・トランスプラントの本部が置かれたオランダ・ライデン大学で説明を受ける筆者と宮崎秀樹参議院議員。宮崎氏は日本医師会の推薦を受けていたが、その後、2004 年より日本医師会副会長を務めた。

・日本医師会生命倫理懇談会の最終報告についての考察
・宗教団体の意見聴取と討議
・医師の立場からの意見聴取と討議
・関係省庁からの意見聴取（総理府、警察庁、総務庁、防衛庁、科学技術庁、法務省、文部省、厚生省、運輸省、郵政省、消防庁　※各省庁名は当時のもの）
・日本医師会との意見交換
・東南アジア7カ国の心臓・腎臓移植医による報告と意見聴取
・日本弁護士連合会の意見聴取と討議
・移植コーディネーターの意見聴取と

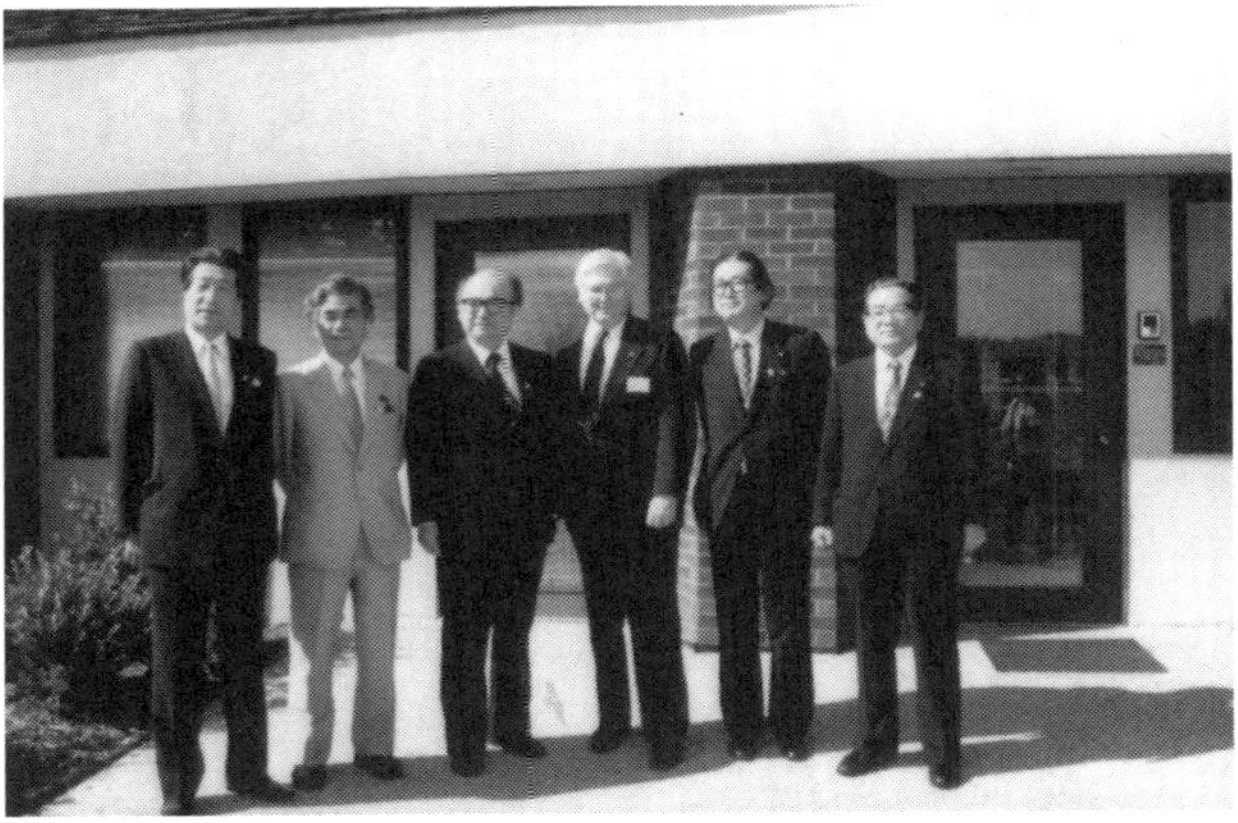

UNOS（United Network for Organ Sharing: 全米臓器配分ネットワーク）玄関前にて――UNOSは1997年に社団法人日本腎臓移植ネットワークを改組・設立された日本臓器移植ネットワークのモデルともなっている（P.111 参照）

討議
・保険・厚生関係者からの意見聴取
・ソ連の移植状況についての報告と討議
・日本医学界、日本精神神経学会、日本生命倫理学会の意見聴取、宗教界・哲学界からの意見聴取と討議
等

海外は日本より進んでいた

調査会では、各国の臓器提供・移植事情も視察した。

1988（昭和63）年5月、私はモスクワのソビエト連邦国立人工臓器及び臓

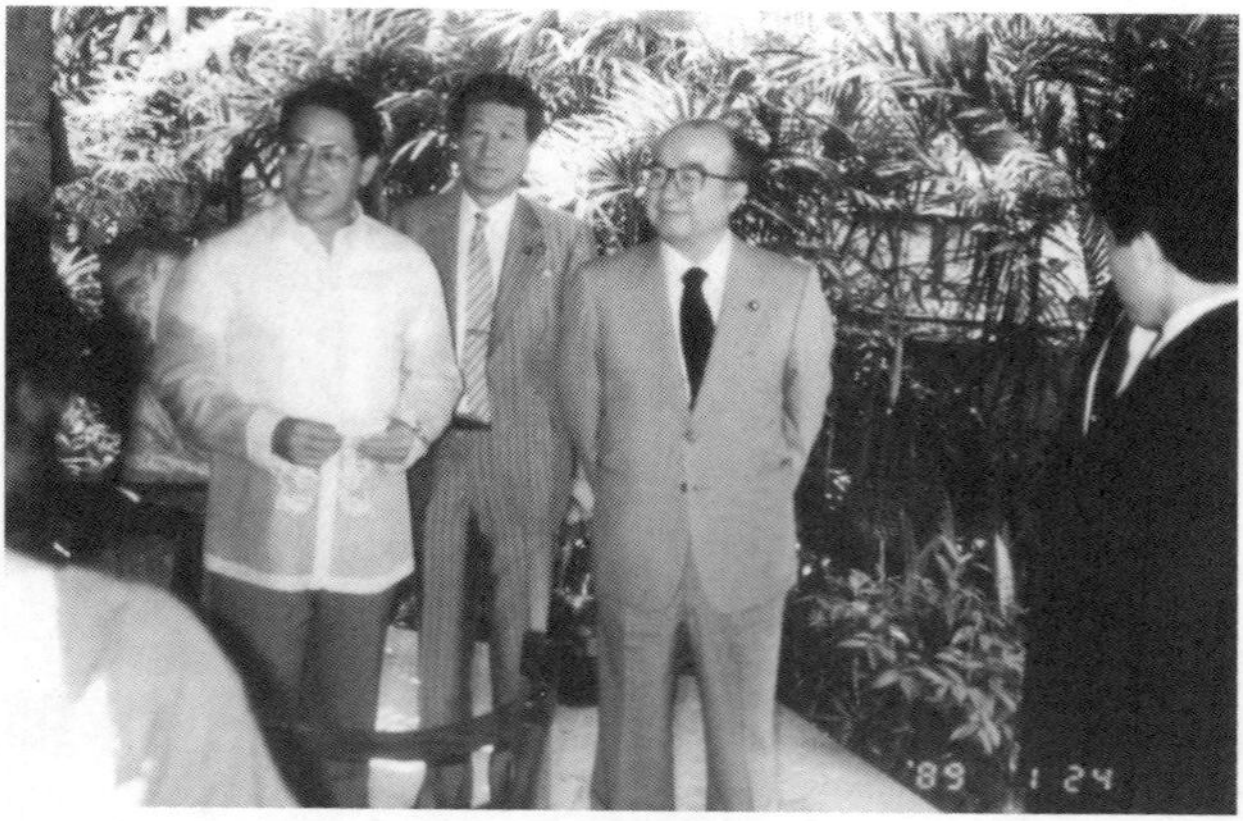

「第二回脳死・臓器移植調査団」(中山調査会)ではフィリピン・マニラを訪ねた。上院議員(写真向かって左)らとも意見を交わした

器移植研究所(当時)を訪問した。当時すでにソ連では「脳死法」が成立しており、その経緯や脳死判定基準について、同研究所の幹部から説明を聞くためである。

ソ連では1987(昭和62)年以来心臓移植が可能になっており、「全ソ臓器提供協会」を設立する動きや、共産圏全域をカバーする臓器移植ネットワーク「ソユーズ・トランスプラント」の構築も進められていた。やがて東ドイツやポーランドなど東ヨーロッパ諸国にもネットワークが広がっていくことが予想されていたわけである。

1988(昭和63)年6月末、国会閉会

直後に、私は自民党の「脳死・臓器移植調査団」の団長として、フランス、オランダ、スウェーデン、イギリス、アメリカを歴訪した。

いずれの国でも脳死と臓器移植はすでに社会通念として受け入れられており、そのための法律や社会システムが整備されていた。そして、ドナーの名前が明かされることは絶対になく、レシピエントも臓器を提供した善意の人の名前を知ることができない仕組みが徹底されていた。

フランスでは、脳死になった場合、臓器摘出の拒否意思が生前に明示されていない限り、全員がドナーになる可能性を持っていた。ドナーが出ると、まずフランス国内で移植を待つレシピエント候補となっている患者と臓器移植の組織適合検査をおこない、適合した場合は国内で移植を実施する。

フランス国内で適合者が見つからなかった場合は、そのドナーの医学情報は、「ユーロ・トランスプラント」（EC域内をカバーする臓器移植ネットワーク。フランスのほか、西ドイツ＝当時、オランダ、ベルギー、オーストリア、ルクセンブルクが加盟）をとりまとめるオランダのライデン大学にオンラインで送られ、加盟各国の病院で待機中の患者の医学情報と照会される。そこで組織が適合する患者が見つかると、レシピエント候補のいる病院の臓器摘出チームが昼夜を問わず、チャーターされたジェット機で、ドナーが出たフランスの病院に飛んでくる。

チームは4人で構成され、ドナーが出た病院で臓器を摘出し終えるとただちに、自国へと引き返し、臓器を持ち帰る。一方待機中の患者は、病院の移植患者担当コーディネーターに管理されてすでに手術室へ運ばれており、移植医らとともに臓器の到着を待つ状態になっている。

臓器は早く移植しなければ使い物にならなくなる。特に心臓は、血流を止めてから4時間以内に移植しなければならない。摘出から移植までには迅速な対応が求められるわけである。

デンマークのコペンハーゲンに拠点を置く「スカンジナビア・トランスプラント」（北欧5カ国の臓器移植ネットワーク）のセンターや、イギリスにある「UKトランスプラント・ネットワーク」（イギリス国内の臓器移植ネットワーク）では、両ネットワーク同士が相互に緊密な連絡を取り合っていた。

ケンブリッジ大学の教授によると、日本から移植医療の研究のため留学している医師は実に120人もいるという。「日本は20年遅れている」。これが海外を視察した私の率直な印象だった。

以上の第一回視察に引き続き、翌1989（平成元）年の第二回視察ではフィリピン、オーストラリアにも赴き移植事情を調査した。やはりここでも、日本がいかに世界全体からみて特殊な状況に置かれているかが明らかになった。

と同時に、あらためて確認したのは、脳死および臓器移植問題というものは、その国の法律や医療システムだけでなく、教育・通信・輸送といった社会システム、臓器売買の禁止を含む臓器移植に関する国際的取り決めなど、多面にわたる観点からの検討を必要とするものだということである。だからこそ、将来にわたる人類の健康と幸福の追求という見地から、最も妥当な結論が導き出されなければならない。

平井国夫医師が問いかけたもの

とにかくまず重要なのは、臓器の公平かつ効率的な分配を早急に実現し、臓器移植という先端医療技術の成果を享受する必要性を、国民に理解してもらうということだ。そのためには、「日本にも、移植以外には生命を救う道がないという重篤の患者が多数いる」という現実と移植医療の有用性を、国民に知ってもらい、直視してもらわなければいけないと私は考えた。

ちょうどそのころ、ある若い日本人医師が、イギリスで肝臓移植を受けた。大阪大学医学部第二外科に在籍していた平井国夫医師である。

平井医師は幼いころ腎臓を患い、幼少期の多くを病院のベッドで過ごしてきたが、そうした体験から、「将来はシュバイツァーのような医学者になって、病気に苦しむ人を助けたい」と夢を抱き続け、努力して近畿大学医学部に進んだ。その後、大阪大学医学第二外科に入局し、ようやく念願の医師になって間もないときに、重度の肝硬《かんこう》変《へん》を患い、肝臓移植が必要となった。

日本では脳死体からの肝臓移植は難しい時代。平井医師は海外で移植を受ける道を選ばざるをえず、34歳だった1987(昭和62)年8月8日に、イギリスのクロムウエル病院で肝臓移植手術を受けた。手術には、日本の門田守人医師、梅下浩治医師が立ち会って助手を務め、イギリスの移植の実際を学んだ。

外科医であり、また移植を受けた患者でもあるという平井医師の経験は大変貴重である。調査会では平井医師を招いてこれまでの自身の体験や移植医療に対する意見を述べていただいた。また、平井医師自身も、日本での移植医療再開に向けさまざまな方面で尽力して来られた。

しかし、術後1年2カ月あまりが経った1988（昭和63）年10月29日、クリプトコッカス髄膜炎《ずいまくえん》による脳内出血のため帰らぬ人となった。享年35歳という若さだった。日本の移植医療のこれからに大きく貢献すると期待されていた人材が、この若さで亡くなったということは、実に残念であり、心よりご冥福をお祈りする。だが、平井医師の残した言葉は、移植医療をめぐる議論に対していまも大きな問いを投げかけるものとなっている。

平井医師は、生前こう述べておられた。

「時間がかかっても社会の理解と合意が得られるまで議論を尽くすべきだ」とい

う意見の「時間がかかっても」という言葉は、死と隣り合わせに生きている患者のことを理解していないものであり、一人の患者として憤りを覚える。術前の私が抱いていた死への恐怖は、病気で死ぬということではなく、社会に殺されるという恐怖だった。

……………

医療とは、眼前に病み横たわる一人の人間を何とか救ってあげたい、助けてあげたいという気持ちが原点ではないか。「臓器がほしいために『死んでいる』と嘘を言って臓器を取り出すのではないか」という移植に対する杞憂《きゆう》にも似た誤解については、専門医が脳死判定する、脳死判定を厳しい条件下でおこなうなど、人間の叡智《えいち》・工夫をもって解決できるはずだ。

なぜ日本では心臓移植や肝臓移植ができないのか。それは、脳死という問題が日本では未解決であるからだ。ではなぜ、脳死問題が解決しないのか。日本人独特の死生観が背後に深く横たわっているからである。

日本人が直面している、命と心と魂についてのこの問題を早く解決するためには、国民の合意が不可欠である——そう考えた私は、まず日本での臓器移植の現状と必要性を多くの人に知ってもらおうと、書籍を編纂《へんさん》・出版することにした。それが『脳死と臓器移植　日本で移植はなぜできないか』（サイマル出版会）である。同書では、これまでの調査会での検討・調査等で得た情報や、現場の医師や患者の声、海外の事情などが紹介されている。

脳死臨調が設置される

私は脳死体からの移植を実現するために三つのステップを思い描いた。

まず、脳死と臓器移植を認めると満場一致で国会決議する。

次に、脳死の定義を法律によって定める。厚生省（当時）の「竹内基準」に基づいて脳死判定をおこない、「脳死」と判定された場合に医師が死亡診断書を書くこと

（つまり、「脳死＝人の死」とすること）に国民が納得するかどうか、政府直属の調査会で活発に議論する。

最後に、三徴候死を確認したうえで死亡診断書が書かれるのと同じく、厚生省の竹内基準、大学倫理委員会の基準による脳死判定の結果「脳死」と判断されれば死亡診断書が書かれ、そのあと人工呼吸器を外しても違法行為でないことを確認する――というものである。

以上を可能にするには、まず国民に見えるかたちで議論を進め、脳死を人の死と認めるコンセンサスを形成する必要があった。

１９８８（昭和63）年12月、私は「臨時脳死及び臓器移植調査会（脳死臨調）設置法案」を議員立法で提出し、翌89（平成元）年12月、脳死臨調設置法が２年間の時限立法として可決・成立・公布した。これにより翌１９９０（平成２）年２月、脳死臨調が総理府内に置かれ、３月に第一回会合が開かれた。

脳死臨調の最終答申

脳死臨調は医学者、法学者、文化人など有識者の委員15人・参与《さんよ》5人からなり、「脳死＝人の死」とするかどうかや、脳死体からの臓器移植はどういう条件で認められるか・法整備は必要かどうかなどが話し合われた。

委員のあいだでは「脳死＝人の死」とする意見が多数を占めたが、一方では「脳死は限りなく死に近いが、まだ死んでいない」という意見や、「心臓死ではなく脳死こそが人の死だ（脳死一元論）」などの意見もあり対立した。

脳死臨調の議論は2年近くにわたりおこなわれ、1991年6月に中間発表がなされた後、92（平成4）年1月22日、最終答申が出された。

この最終答申では、

①脳死は、厚生省研究班が1985年に定めた判定基準（竹内基準）によって正確に判定できる
②医学的に見ると、脳死をもって「人の死」とすることが合理的である
③脳死をもって社会的・法的にも「人の死」とすることは妥当な見解と思われ、国際社会の認識とも一致する

④脳死をもって「人の死」とすることについては概ね社会的に受容され合意されているといってよいものと思われる

――と結論づけるとともに、「移植以外に救うことができない患者があり、進んで臓器を提供しようという人がある限り、それを認めてゆくべきであろう」と述べ、脳死体からの臓器摘出を容認した。

ただし、「脳死＝人の死」とすることに反対する委員が２人（原秀雄弁護士、梅原猛国際日本文化研究センター所長）、参与が２人（光石忠敬弁護士、米本昌平三菱化成生命科学研究所室長＝当時）おり、その計４人の意見も少数意見として併記された。ここでは、以下の条件を満たす場合においてのみ臓器移植を認めるとしている。

①ドナー本人の摘出・移植の意思が文書によって明確に表示されている

②現時点における最も厳格な定義、判定基準（脳循環・脳代謝の途絶《とぜつ》など）によって公正かつ確実に「脳死」が判定される

③レシピエントに関してインフォームド・コンセントが確認されている

④摘出・移植の施設が、一般の医療においても、患者の自己決定権を尊重する制度（診療録などの閲覧・謄写《とうしゃ》権）を設けている

こうした少数の反対意見はあったものの、脳死臨調の最終答申は「脳死＝人の死」とすることは概ね社会的に合意されていると思われると結論付け、また、臓器移植については「法律がなければ実施できない性質のものではないが、臓器移植法（仮称）などの法整備を図ることが望ましい」と示した。

脳死臨調の永井道雄会長は、「『人の死』についてはいろいろな考えが世の中に存在していることに十分な配慮をしつつ、良識に裏打ちされた臓器移植が推進されることを望む」という会長見解も最終答申に付け加えた。

同月28日、永井会長は議連会長の私に対し、臓器移植法の立法作業をおこなうよう要請した。機は熟しつつあった。

私と臓器移植（1）

臓器移植法の論議とともにあった頃

薄井康紀
日本年金機構副理事長（元厚生省臓器移植対策室長）

1992（平成4）年1月の脳死臨調答申により臓器移植法整備への動きが始まったことを受け、同年7月から厚生省（当時）の保健医療局のなかに「臓器移植対策室」が設置されました。私はその初代室長を、95（平成7）年6月までの3年間務めさせていただきました。

この室では最初の2年間は脳死下臓器移植を中心に対応し、3年目からは既存の角膜・腎臓・骨髄《こつずい》移植も含めて対応するようになりましたが、そこでの私たちの役目は、いわば〝黒子〟として、臓器移植に関する関係省庁との検討、国会議員の方々のサポート、臓器移植に関する情報収集、関係学会への働きかけなどをさせていただくこと。中山先生からも「厚生委員会の動きはいまどうなっているか」などとよく問い合わせをいただき、お答えしておりました。

さまざまな議論にさらされながら

当時の様子を振り返ってまず思い出すのは、脳死下臓器移植をめぐり実にさまざまな意見があったということです。脳死臨調でも、臓器移植自体は認めても「脳死＝人の死」とすることには反対だという委員もおられました。

法整備にあたっては最初、中山太郎先生を中心とする生命倫理研究議員連盟（以下、議連）が議員立法で法案を提出しようとされていました。ですが、実際に法案を通すとなると議連だけでなく各党の政務調査会や政策審議会などでの議論が必要だろうという話になり、1992（平成4）年暮れに「脳死及び臓器移植に関する各党協議会」（各党協議会）が設置され、中山先生ら議連が作った案をベースに法案づくりが進められていった、というのが私の認識です。

当時は自民党政権だったため、各党協議会の座長には自民党社会部会長の畑英次郎衆議院議員、ついで野呂昭彦衆議院議員（前三重県知事）が就任され、翌1993（平成5）年5月19日に「臓器移植法案（仮称）の骨子（協議会検討素案）」（中山・野呂案）が提示されました。

しかし、その後1993年8月9日に政権交代（細川政権樹立）があったため各党協議会は仕切り直しとなり、新政権後初めて開催された同年10月19日の第八回会合以降は、与党第一党となった社会党の厚生部会長の森井忠良衆議院議員が座長を務められ、野呂前座長の案をたたき台に議論が進められました。また、「臓器移植法案（仮称）要綱（案）」だけではなく臓器摘出の承諾の手続きなどに関する具体的指針も示す必要があるということになり、厚生省では94（平成6）年1月11日に「脳死体からの場合の臓器摘出の承諾等に係る手続についての指針骨子《こっし》（案）」を提示しました。

こうして1994年4月12日には「臓器の移植に関する法律案」（中山・森井案）が国会に提出されるに至り、その内容は「脳死＝人の死」として「家族の忖度《そんたく》による臓器提供を認める」というもので、ドナーの年齢制限はありませんでした。

とはいえ実はこのとき、わずか4日前の4月8日に細川首相（当時）が突然辞意を表明し、こんなときに本当に法案提出ができるのかという状況になっていました。私もほかの議員の方々やマスコミから「法案は提出されるのか」と聞かれましたが、私にも分からず答えようがありませんでした。

結局、法案は提出されたのですが審議は進まず、私が別の部署に異動した後の1997（平成9）年6月にようやく臓器移植法（「臓器の移植に関する法律」）が成立しました。ただし、その内容は「臓器移植の場合に限り『脳死＝人の死』とする」「本人の生前の書面による意思表示が必要」、その結果として「15歳未満からの臓器提供は不可」というもので、94（平成6）年4月の最初の法案とはかなり異なるものでした。

海外視察団と山本孝史先生のこと

室長時代の出来事で思い起こす一つは、1994年2月～3月ごろ、各党の厚生施策の責任者の方たちが臓器移植に関する海外視察をする機会があり、私も同行したことです。10日間ほどの旅程で、ドイツのバード・ユーンハウゼン心臓病センター（当時日本人の心臓外科医・南和友氏が勤務）や、イギリスの臓器移植の現状を視察したり、アメリカではUNOS（全米臓器配分ネットワーク）やピッツバーグ大学のスターズル博士（世界で初めて肝臓移植を実施）を訪問したりしました。参加した議員は10人でした。

このとき参加された議員のなかであえてひとり固有名詞をあげさせていただければ、故・山本孝史先生（当時日本新党衆議院議員。２００７年12月逝去）がいらっしゃいます。山本先生はもともと「脳死＝人の死」とすることには慎重な立場の方でしたが、この視察で移植を待つ患者さんの姿を見て、何か印象に残るものがあったようでした。また、視察に出発した同じ日に成田空港で、別便でドイツの南医師の病院に心臓移植のために向かうという女のお子さんと遭遇し、視察団一同も私も不思議な縁を感じたことを覚えています。

医学・医療界へ協力の呼びかけ

１９９２（平成４）年5月25日には、移植関連五学会及び脳死関係三学会による「移植関係学会合同委員会」の第一回会合が開催され、このサポートも私たち臓器移植対策室でおこないました。同委員会は、実際に法律が制定・施行された際に備え、公正・公平な臓器配分のルールづくりをしていくことなどを目的に設けられたもので、初代世話人には森亘《わたる》氏（元東京大学総長、日本医学会会長＝当時）になっていただきました。

医療の世界はとかく閉鎖的といわれてきましたが、この委員会設立を機に内科や外科、救急などさまざまな医療分野が一緒に考える場ができたといえ、一つの成果だと思います。また、ちょうどこのころは「インフォームド・コンセント」という言葉がかなり使われるようになった時期でもあり、そうした流れに乗って「患者と医師との対話を大事にする」という視点から議論ができるようになってきたともいえるでしょう。

そして、1993（平成5）年3月22日の同委員会第九回会合では「心臓及び肝臓移植のレシピエントの適応基準」「レシピエントのインフォームド・コンセントについて」が公表され、同年12月20日の第一三回会合では、臓器移植をおこなう施設（心臓8施設、肝臓10施設）が特定されました。現在、実施施設の数はもっと増えていますが、当初はなるべく絞っていこうという方針でした。

1995（平成7）年春、臓器の公平な配分を実現するため、社団法人腎臓移植普及会を改組して「社団法人日本腎臓移植ネットワーク」（現・日本臓器移植ネットワーク）とすることが決まり、この仕掛けづくりにも臓器移植対策室がかかわりました。同ネットワークでは当初東北・北海道、関東甲信越、東海北陸、近畿、西日本の各地にブロックセンターを設け、ここを拠点に臓器を配分するというルールもこのときつくられました。そして、この仕事を終えたところで私は異動になりました。

脳死下臓器移植の経験を積んだこれから

同対策室での3年という任期は、厚生省内の人事で見れば割と長くいたほうで、また、私にとっては初めてチーフを任された仕事でもあったので、その意味でも思い入れがありました。脳死移植関連のシンポジウムなどがあれば休日でも出かけたりし、それは私にとって、移植を待つ患者さんの立場を実際に知る機会となりました。

もちろんいまも、臓器移植関連の動きには関心を持ち続けています。2009（平成21）年の法改正で「家族の忖度を認める」「15歳未満からも臓器提供可」となったときには、「時間はかかったけれど、最初の案（1994〈平成6〉年4月提出の中山・森井案）に近いところに戻ってきたんだなぁ」と思いながら見ていました。

脳死下臓器移植をめぐってはこれまでにさまざまな意見が錯綜《さくそう》しましたが、それは実際に移植がおこなわれていないなかでの議論だったからだとも思います。例えるなら、〝車を運転したことのない人が道路を造ろうとしている状況だった〟という感じでしょうか。

諸外国では日本と違って自然発生的に脳死下臓器移植がおこなわれているのに比べ、

日本では脳死下臓器移植の経験がほとんどないなかで法律を作らねばならなかった。そこに議論をしていくうえでの難しさがあったのではないでしょうか。

また、そもそもこの問題は医療だけでなく法律や倫理など幅広い分野にまたがる話であり、しかも和田心臓移植が社会に与えたインパクトも非常に大きかったわけですから、それらを払拭《ふっしょく》するにはこうした議論も必要なプロセスだったのかもしれないと、振り返ってみて思います。

薄井康紀（うすい・やすき）

1953年11月生まれ。

1976年東京大学法学部卒業。同年、厚生省入省。

1992年より大臣官房政策課企画官（兼）保健医療局企画課臓器移植対策室長、保健医療局疾病対策課臓器移植対策室長（94年）、年金福祉事業団資金運用事業部次長（95年）、健康政策局経済課長（98年）、社会保険庁運営部企画課長（2000年）、同総務部経理課長（01年）、同総務部総務課長（02年）、同運営部長（03年）をつとめる。

04年7月に内閣府大臣官房審議官（経済財政運営担当）、06年9月厚生労働省政策統括官（社会保障担当）に任じられる。

2008年7月、社会保険庁総務部長・日本年金機構設立準備事務局長を経て、10年1月より現職・日本年金機構副理事長。

第二章

臓器移植法制定に向けて
1992〜1997年

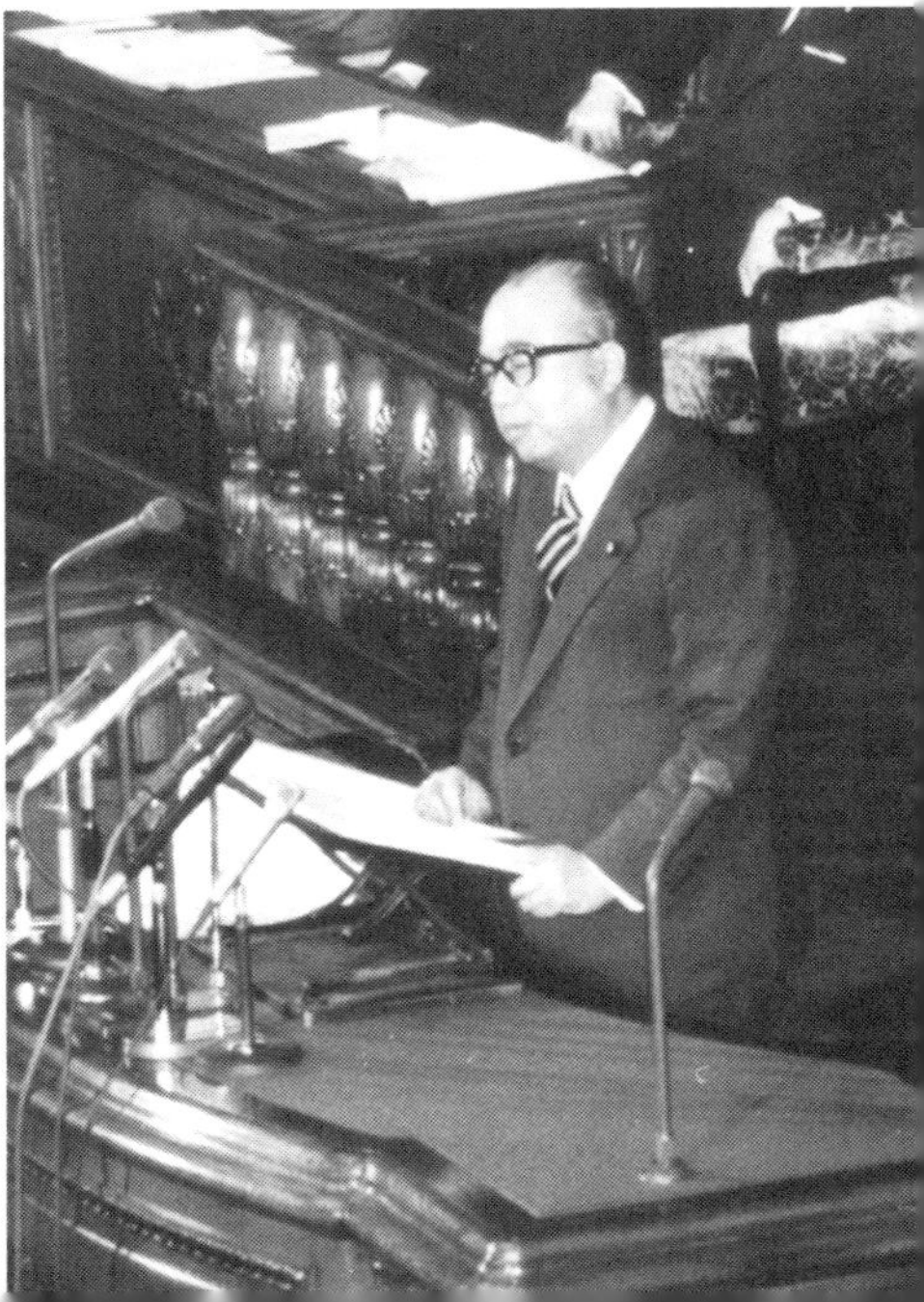

衆議院本会議で「臓器の移植に関する法律案」の提案理由の趣旨説明をおこなう（1994 年 12 月 1 日）

脳死臨調答中の会長見解を受けて、法案作成はまず、議連で進めていくこととなった。

1992（平成4）年4月16日、私は議連の会長として「臓器移植法（仮称）について（検討メモ）」を提示した。

これを受けて同年5月8日、衆議院法制局が「臓器移植に関する基本的事項（検討メモ）」を議連役員会に提出。これをもとに臓器移植法案の検討がおこなわれた。しかし、第一二三回通常国会への法案提出は見送られた。

同年8月～9月、議連から国会議員宛に「脳死・臓器移植問題Q＆A」と脳死臨調答申が送付され、10月15日に衆議院法制局が議連役員会に「臓器の移植に関する法律案（仮称）に盛り込む基本的な事項（案）」を提出。これを議連役員が各党に持ち帰り検討した。だが、またしても、第一二五回臨時国会への法案提出は見送られた。

それでも進まぬ法案審議

議連による法案提出は結局実現せず、やはりこうした個人の生命観や倫理観に関するテーマの議論はさまざまな党派の代表を交えた場で進めていくほうが望ましいということになった。

1992（平成4）年12月、各党・各会派の代表者（衆参の厚生委員会の委員が中心）からなる「脳死及び臓器移植に関する各党協議会（各党協議会）」（歴代座長＝畑英次郎自民党衆議院議員＝当時、野呂昭彦衆議院議員・自民党社会部会長＝前三重県知事、森井忠良衆議院議員・社会党厚生部会長＝当時）が発足。翌93（平成5）年5月19日、議連の作成した法案（中山案）をもとに「協議会検討素案をまとめるに当たっての基本的考え方」「臓器移植法案（仮称）の骨子（協議会検討素案）」等が提示された（中山・野呂案）。

そして、この中山・野呂案を各党で持ち帰って検討し、結果を報告するという予定だったのだが、ここで動きはまたも中断する。というのも、1993（平成5）年6月18日に衆議院が解散となり（宮澤喜一内閣への不信任決議可決）、法案提出ができなかったほか、それに伴う7月18日の衆議院議員総選挙では自民党が単独過半数の議席を確保することができず、8月9日に細川連立政権が成立、臓器移植法案の検討も仕切り直しを迫られることとなったからである。

当時、「法律が整備されるまで、国内での脳死下臓器移植はおこなわない」という方針が、私たち議連から出されていた。脳死下臓器移植をおこなった医師らが殺人罪で訴えられる状況が起きていただけに、そうした事態を、法律のない当時の状況下でこれ以上起こさせないためである。

海外の基準にも沿った内容

法整備がなかなか進まない状況に業《ごう》を煮やした患者団体は、私のもとを訪れ、「国会で臓器移植法ができないならできないとはっきり言ってくれ。自分たちはあきらめるし、外国で臓器移植ができる人はそちらへ行く」と怒りをぶちまけた。

1993(平成5)年10月19日、細川政権となってから初めての各党協議会会合が開催された。顔ぶれは、自民、社会、新生、公明、さきがけ日本新党、民社、共産、日本新党・民主改革連合、二院クラブの計九つの党・会派の代表者。この新たな各党協議会では、これまでの検討結果を踏まえて議論を発展・集約させ、立法化をめざすことが確認された。

同年12月2日、各党協議会の森井忠良座長が、これまでの中山・野呂案をもとにした「臓器移植法案(仮称)要綱《ようこう》(案)」を提示。この要綱案に沿った「臓器の移植に関する法案」(中山・森井案)を翌1994(平成6)年1月25日の各党協議会会合で配布し、第一二九回通常国会に提出することが確認された。

ところが、そんな矢先の同年4月8日に細川護熙首相(当時)が突然辞意を表明し、再び国会への提出が危ぶまれる事態になる。どうなるのかと周りも心配したが、今度こそは4月12日になんとか提出できるに至った（巻末資料2、233頁参照）。

提出されたその法案（中山・森井案）の内容は、「医師は、移植に利用されるための臓器を死体（脳死体を含む）から摘出できる」（つまり、「脳死＝人の死」と認めて、脳死体からの臓器摘出を認める）、「本人が書面で臓器提供の意思を示していて遺族が拒まない場合や、本人の意思が不明でも遺族が書面で承諾した場合は臓器移植を可能とする」としている。海外の基準にも沿う内容だ。

しかしこれに対し、医師や日本弁護士連合会、市民団体から反対意見が出された。衆議院厚生委員会の委員長は、「年金法改正や健康保険法改正などの重要な案件が山積みだ。よって、今国会での臓器移植法案の審議は困難」との見方を示した。同年12月、衆院本会議で私が法案の趣旨説明をしたものの、厚生委員会での実質審議はおこなわれないまま、4回も連続して次期国会への継続審議となった。

最初の修正——修正案（中山案）を提出

このままでは状況は変わらない。なんとしても法案の成立を図るため、1996（平成8）年6月14日、私たち議連は急きょ、一つの修正を入れた法案（いわゆる「中山案」）を作成し、国会に提出した。

その修正とは、「脳死した者からの臓器摘出については本人が生存中に書面での提供の意思表示をしたときに限る、つまり本人の意思が不明なときは不可」とするというものである。

当初の「家族の忖度《そんたく》」があればよい、つまり「家族の承諾で臓器提供ができる」としていた森井案に対しては、抵抗が予想以上に強かった。私は、「家族の忖度でよい」とする条件にこだわることで法案が葬り去られるのはどうしても避けたいと思い、「本人の生前の書面による意思表示を必要とする」ことを盛り込んだのである。

しかし、この修正案（中山案）も審議されず、同年9月27日の衆議院解散で廃案となった。

脳死の「社会的合意」をめぐる対立――中山案vs金田案

ようやく１９９７（平成９）年3月18日、衆議院厚生委員会で法案の実質審議が始まった。しかし採決は、委員会を飛ばして衆院本会議で直接おこなわれることになった。

委員会採決を省略して国会で直接審議する例は数少ないが、人の生命観や倫理観に関する問題は、厚生委員会という一部の議員ではなく、本会議での個々の議員による直接採決が望ましいと考えられたため、また国会解散が迫っており時間がないと判断されたためでもある。

4月22日、衆議院厚生委員会で町村信孝厚生委員長（当時）が、臓器の移植に関する法律案に関する中間報告をおこない、私たち議連がまとめた「脳死を人の死と認めて臓器を摘出する」とした中山案（前年にいったんは廃案となっていたものを再提出していた）と、民主党の金田誠一衆院議員らによる「脳死を人の死とせずに臓器を摘出する」とした対案（3月31日提出）が衆院本会議に提出された。

この国会審議での争点は、「脳死は人の死」とすることに社会的な合意があるのかという一点に尽きた。

私たち中山案の考えは「脳死＝人の死とする」だが、金田案は「脳死＝人の死」とする考え方に反対の立場だ。そして、「脳死は人の死ではない」としたうえで「本人が生前に臓器提供の意思表示をしていた場合は臓器を摘出する」と言っている。

しかし、もしそうした金田案を認めたら、〝脳死ドナーは生存しているのだけれど、本人が了承してさえいたのなら心臓や肝臓を取り出すことができる〟という理屈の合わない話になってしまう。医の倫理上、私はこれを絶対に認めるわけにはいかなかった。

一方、中山案にも金田案にも反対し、脳死による臓器移植をそもそも認めない立場をとる人もおり、意見はさらに対立した。

「脳死＝人の死」という考え方に反対する金田案の議員たちは、「脳死は人の死ではない」という考えから、「脳死」という言葉は使わず「脳死状態」という言葉を用い

ても いた。この言葉は、すでに脳死臨調答申のなかで「脳死＝人の死」に反対する人たちが用いていたものでもある。

このことも後に、「脳死状態」という言葉の中に「脳死判定をしていない、脳死に近いと見られる状態」などが含まれたり、それがさらに「脳死判定で判定された脳死」と混同されたりして、脳死判定はしていない事例で「脳死といわれたのに意識が回復した」という話が出るなど、社会に混乱を与えてしまった面もある。

臓器移植が各党各派で議論されるなか、私は各政党、政策グループへの説明を求められた。自民党では衆議院の第一四控室で公開討論がおこなわれ、野中広務議員が反対意見を述べられた。「もしドナーが私の娘や息子だったらと考えたら、耐えられない」と野中議員は感情論でモノを言われたが、私は医師として脳死と臓器移植問題を説明した。

共産党以外は党議拘束を外し採決

いよいよ4月24日、衆議院本会議での採決の日を迎えることになった。この採決の前、私は本会議場の演壇で「臓器移植でしか助からない多くの患者は、迫ってくる死の影におびえつつ移植を受けることができる日を一日千秋の思いで待ちわびながら、無念の涙を呑《の》んでおられるのが現状であります」と力を込めて訴えた。

採決がおこなわれた。共産党は党議拘束《とうぎこうそく》をかけて採決を棄権。それ以外の全政党は、「人の死をどう定義するかは議員個人の宗教観によるものである」という理由から、党議拘束を外して採決に臨んだ。

結果、中山案は、投票総数４６８票、賛成３２０票、反対１４８票で可決された。金田案は、投票総数４７５票のうち賛成76票、反対３９９票で否決された。中山案は自民党の大半の議員、新進、民主、社民、太陽、さきがけの各党から幅広い支持を得たわけである。

橋本龍太郎首相（当時。故人）は採決を欠席した。「私自身も迷いに迷った。内閣の中からも国会の側からも行政の最高責任者が判断を示すべきではないという意見があった」（日本経済新聞）と、両案の採決を棄権した理由を語った。

参議院で再び大きな修正をおこなう——苦渋の選択

衆議院を可決した中山案は参議院に回され、公明党の猪熊重二参院議員から衆院の金田案を引き継ぐかたちで、「脳死を人の死としない法案」（猪熊案）が提出された。当時、参議院には宗教団体推薦で議席を得ている人が多く、死の定義に関する考え方の違いから宗教団体の強い反対意見が述べられた。

「安易な採決は避けたい」として審議は足踏み状態が続いた。「中山案と猪熊案の二者択一は無理」と考慮した参議院自民党の関根則之議員らは、事態を打開するため中山案を大きく修正した案（関根案＝修正中山案）を提出した。

その修正とは、まず「脳死を人の死とする」としていたのを「臓器提供する場合に限り、脳死を人の死とする」としたこと。また、「脳死判定を受け入れるという意思を本人が生前に書面で表示していることが必要」とも付け加えた。

これは当時、作家の柳田邦男氏（１９９５〈平成７〉年に、自殺を図り脳死となった息子の臓器を提供した体験を『犠牲（サクリファイス）わが息子・脳死の11日』にまとめた）が、「一律に脳死を人の死とすれば、『死の青田刈り』になり得る」という発言をしたことや、「脳死判定を拒む権利もある」という声も上がっていたことを受けてのものだった。

私は医学を学んだ国会議員として、脳死はまぎれもなく人の死だと考えていた。「臓器移植に限って脳死は人の死とする」という関根案（修正中山案）の内容を知らされたとき私は、「これでは同じ『脳死』でも一方は『人の死』で一方はそうではないということになり、人の死の定義が二つになってしまう」と愕然とした。

脳死が人の死であることは世界的にも医学界の常識になっている。これを否定するような法案なら葬り去られたほうがすっきりする。私は心の中で無念をかみしめた。しかし、心臓移植手術を受けるために海外に渡航せざるをえない患者や、移植を受けられずに無念の死を遂げた患者たちのことを思い、政治家としてどう判断するのが最善だろうかと、悩みに悩んだ。

そして、「すべてを求めるよりも不完全な一歩を受け入れたほうがいいこともある。

ここで私が参議院自民党の修正案を拒絶するような態度を取れば、日本では脳死移植への道は閉ざされたままになってしまう。脳死体からの移植医療が一歩でも半歩でも前進して、移植を心待ちにしている患者さんたちの気持ちに少しでも応えたい。無念だが今回は政治家として最大の妥協をしよう」と決断した。

また、この妥協の結果として、当初は「臓器移植法は施行から5年を目途に見直す」旨法案に示していたのを、「3年を目途に見直す」とする修正がおこなわれた。

6月11日、関根案（修正中山案）が参議院特別委員会に提出され、16日、委員会で可決された。翌17日、参院で関根修正案が賛成181票、反対62票で可決された。衆議院同様、共産党が棄権した以外は、全政党が党議拘束を外して投票した結果だった。

今度は賛成票を投じた橋本首相

参議院で可決された関根案（修正中山案）は、その日のうちに衆議院に戻された。衆院本会議での投票総数は467票、賛成323票、反対144票。3分の2以上の賛成多数で可決され、ここにようやく「臓器の移植に関する法律」（臓器移植法）が成立した。

前回の衆議院本会議で、「脳死を人の死とする」とした元の中山案と、「脳死を人の死としない」とした金田案の両案とも採決を棄権した橋本首相は、今回は関根案（修正中山案）に賛成票を投じた。また、前回は金田案に賛成票を投じ、中山案の採決は棄権した中曽根康弘元首相も、関根案に賛成した。一方、小沢一郎新進党党首（当時）は棄権した。

橋本首相は「日本は臓器を大切にしないということになってはいけない。きちんとしたルールをつくっておかないと。日本は臓器まで海外で買うとの批判があるから」と臓器移植法成立の意義を強調した。

臓器移植法成立の余波

衆議院では無修正で可決された法案が、参議院では大幅に修正され、それがそのまま衆院で可決されたというのはあまり例のないことである。そして私自身は後に、参院の修正案を衆院で再び原案に戻すよう修正すべきではなかったかと、後悔した。参院でなされた「臓器移植する場合のみ脳死を人の死とする」という修正は、結局「二つの死の定義」をつくって患者や医療現場を混乱させてしまい、後々まで尾を引くことになったからである。

同じ脳死の患者でも、かたや臓器提供すると決めれば「死亡」と見なされ、かたや臓器提供しないと決めれば、もはや回復の可能性はないのにICU（集中治療室）で治療を受け続けることになる。患者の家族も苦しむ。

しかし、これ以上審議していたら、いつまで経っても法律はできなかっただろう。少しでも国内での移植の道を開くために、いまは妥協もいた仕方がないと思うしかなかった。

こうして成立した臓器移植法は全25条・附則12条からなる。その要旨は次のとおりである（1997〈平成9〉年6月18日付け、産経新聞朝刊より）。

【目的】移植術に使用されるための臓器を死体から摘出すること、臓器売買を禁止することなどにつき必要な事項を規定することにより、移植医療の適正な実施に資する。

【基本的理念】死亡した者が生存中に有していた自己の臓器の移植術に使用されるための提供に関する意思は、尊重されなければならない。臓器の提供は、任意にされたものでなければならない。移植術を受ける機会は、公平に与えられるよう配慮されなければならない。

【国などの責務】国や地方公共団体は、移植医療について国民の理解を深めるよう努めなければならない。

【医師の責務】医師は、移植術を受ける者またはその家族に対し必要な説明を行い、その理解を得るよう努めなければならない。

【定義】臓器とは、人の心臓、肺、肝臓、腎臓（じんぞう）その他厚生省令で定める内臓、眼球をいう。

【臓器の摘出】医師は、死亡した者が生存中に臓器を提供する意思を書面により表示している場合であって、遺族が摘出を拒まない時または遺族がない時は、臓器を死体（脳死した者の身体を含む）から摘出できる。

脳死した者の身体とは、その身体から移植術に使用されるための臓器が摘出されることとなる者であって、脳幹を含む全脳の機能が不可逆的に停止するに至ったと判定されたものの身体をいう。

判定は、提供意思の表示に併せて判定に従う意思を書面により表示している場合であって、家族が判定を拒まない時または家族がない時に限り行うことができる。判定は厚生省令で定めるところにより、必要な知識および経験を有する二人以上の医師（判定がなされた場合に臓器を摘出、または移植を行う医師を除く）の判断の一致で行われるものとする。判定した医師は、的確に判定されたことを証する書面を作成しなければならない。臓器を摘出する医師は、その書面の交付を受けなければならない。

【臓器の摘出の制限】医師は、検視その他の犯罪捜査に関する手続が行われるときは、手続が終了した後でなければ、死体から臓器を摘出してはならない。

【記録作成、保存、閲覧】医師は脳死判定、臓器の摘出または臓器を使用した移植術を行った場合には、判定などに関する記録を作成しなければならない。記録は五年間保存しなければならない。記録を保存する者は、臓器を提供した遺族らから記録の閲覧の請求があった場合には閲覧に供するものとする。

【臓器売買等の禁止】臓器を提供すること、提供を受けること、あっせんをすること、あっせんを受けることなどの対価として、財産上の利益の供与、申し込み、約束をしてはならない。

【臓器あっせん業の許可】業として臓器を提供すること、または提供を受けることのあっせんをしようとする者は、臓器ごとに厚生大臣の許可を受けなければならない。

【罰則】脳死判定の書面作成規定に違反した者は、三年以下の懲役または五十万円以下の罰金に処する。書面の交付を受けないで臓器の摘出をした者は、一年以下の懲役または三十万円以下の罰金に処する。臓器売買禁止に違反した者は、五年以下の懲役もしくは五百万円以下の罰金に処する。許可を受けないで臓器あっせん業をした者は、一年以下の懲役もしくは百万円以下の罰金に処する。使用されなかった臓器の処理に関する規定に違反した者や、虚偽の記録を作成したりした者らは、五十万円以下の罰金に処する。

【付則】この法律は公布日から三カ月経過した日から施行する。施行後三年を目処に施行状況を勘案し、検討を加える。角膜及び腎臓の移植に関する法律は、廃止する。脳死した者の身体への処置がされた場合には当分の間、健康保険法などの規定に基づく医療給付としてされたものとみなす。（以上）

※傍点は筆者

着々と進む準備

臓器移植法ができたことに伴い、従来あった角腎法は廃止された。しかし、三徴候死で死亡と判断されたドナー（心臓死ドナー）からの角膜、腎臓の提供については、従来どおり家族の忖度で認められるという経過措置が設けられた。また、皮膚、心臓弁、血管、耳小骨、気管、骨など組織の摘出*については、臓器移植法では規定していないが、心臓死ドナーからであれば家族の忖度で摘出できる。

脳死かどうかを判定する基準（法的脳死判定基準）には、竹内基準が採用された。

また、これまですでにおこなわれた脳死下臓器移植で「殺人罪」として裁判に訴えられていたものは、臓器移植法成立を機にいっせいに棄却された。

臓器移植法制定により、脳死下臓器提供ができる施設（法的脳死判定と臓器摘出が実施できる施設）の認定もおこなわれた。認定されたのは、

「大学付属病院」
「日本救急医学会の指導医指定施設」
「日本脳神経外科学会の専門医訓練施設（A項）」　※A項とは、指導にあたる医師、症例数において特に充実した施設
「救命救急センター」

——の4類型である。

また、脳死下臓器移植をおこなう施設も認定され、移植できる臓器は心臓、肺、肝

臓……など施設ごとに異なる。

一方、１９９５（平成７）年から腎臓移植のコーディネートをおこなってきた「社団法人日本腎臓移植ネットワーク」*は、97（平成９）年10月16日の法施行とともにその名称を「社団法人日本臓器移植ネットワーク」（以下、ＪＯＴ：The Japan Organ

＊皮膚、心臓弁、血管、耳小骨、気管、骨など組織の摘出：提供された組織は、凍結保存され、利用（臨床、研究）に際して解凍して用いられる。組織移植の需要は増えているものの、日本では国内提供の少なさから、以前から海外からの輸入に頼ってきた。

組織の摘出・保存にあたっては、提供家族に対しての十分なインフォームド・コンセント（説明と同意）と、医療施設内の倫理委員会等の承認が求められているが、とくに実施の要件を法律で規定しているものではない。そのために、事後に提供家族とトラブルになるケースも起きている。

こうしたことから、２００４年に日本組織移植学会と日本移植学会の委員会では、「ヒト組織を利用する医療行為の安全性確保・保存・使用に関するガイドライン」がつくられている。

＊社団法人日本腎臓移植ネットワーク：脳死臨調の答申を受けた厚生省は、臓器移植法の

Transplant Network）に改め、国内唯一の臓器移植のコーディネート機関となった。

ＪＯＴは、臓器提供施設で脳死ドナー候補が出ると、ドナーの家族と会って話を聞く・説明をするなどをしたり、ドナーと適合する患者を探して臓器移植施設に連絡をとったりするなど、ドナー、提供施設、待機患者、移植施設のあいだを橋渡しする。

臓器の提供から移植までの流れを説明すると、こうである。まず主治医らは、患者が〝（法的脳死判定をおこなったら）脳死とされうる状態〟になった時点で、患者家族に対しその説明をおこなう。家族が脳死について十分理解できたと判断できたときに、家族に臓器提供の機会があることを説明し、ＪＯＴのコーディネーターの説明を聞くかどうかを尋ねる。家族が説明を受けることを承諾した場合、臓器提供の機会について説明を聞きたい家族がいるという連絡をＪＯＴに入れる。すると、ＪＯＴでは、コーディネーターをその病院に派遣。コーディネーターは脳死判定と臓器提供の概要を説明するとともに、患者本人が脳死の判定にしたがい、かつ臓器提供についての意思を書面により表示しているかどうかを確認する。また家族の臓器提供の意思を確かめる。

確認後、家族の書面による承諾のもと臓器提供を前提とした法的脳死判定へと進む。脳死判定は定められた時間をおいて2回おこなわれるが、この間にドナーの情報に基づいて適合する患者のリストが作成される。2回目の脳死判定後に死亡宣告され、レシピエント候補にあがった患者のいる移植施設にJOTから連絡が入り、その患者に医学的に適合すると判断した場合には、摘出チームを提供施設に送り、摘出手術をお

成立・施行を見越し全国規模の臓器移植ネットワークシステムの整備に動いた。「臓器移植ネットワークのあり方等に関する検討会」、ついで「日本臓器移植ネットワーク準備委員会」で検討された結果、中央のセンターの下に全国を5ブロックに分ける構想が固まった。

それまでは、国立佐倉病院がつくったオンラインシステムのもと、14箇所の地方腎移植センターと11箇所の都道府県腎移植推進・情報センターが結ばれ、移植を希望する患者およびドナーに関する情報の管理、レシピエントの検索・選定がおこなわれていた。しかし、広域性（センターの運営が地方行政単位でおこなわれていた）、公平性（移植施設がドナー情報に関わっていた）という点や、これから始まる多臓器対応という点でも限界があった。

こなう。

摘出された臓器は早いうちに移植されなければいけないので、時間との戦いである。特に心臓は、血液遮断から4時間以内に移植して血液再開することが必要だ。摘出手術は、臓器搬送《はんそう》のための交通手段やスケジュールが決まったうえでおこなう。臓器が摘出されると、医療チームはただちにそれを移植施設に持ち帰る。

一方、レシピエントとなる患者は、臓器到着後すぐに移植手術を受けられるよう、移植施設の手術台でスタンバイしている。以上が、おおまかな流れである。

増えない臓器提供

臓器移植法は、成立そして発布から3カ月後の1997（平成9）年10月16日より施行された。しかし、その内容について、現場の移植医のあいだでは不評だった。臓器提供だけでなく脳死判定にまで書面による本人の意思表示を求めたことに関し、

「世界で最も厳しい法律だ」と不満の声が上がったのだ。

また、「書面による本人の生前の意思表示」が必要となったことから、何歳以上の意思表示が有効かが問われることとなり、民法上の遺言可能年齢*が15歳以上であることから、15歳未満の子どもからの臓器提供は認められないことが厚生省（当時）のガイドラインに記された。結局、脳死下の臓器移植を必要とする子どもたちは、多額の借金や募金をし、海外に行くしかないということになってしまった。

そして、前述したように、「臓器移植をする場合に限り脳死を人の死とする」としたことで、死の定義に混乱を招いた。結果、臓器移植法ができたにもかかわらず、そ

なお、組織設立にあたっては、腎バンク（1980年より42道府県に順次設置）とともに長年にわたりドナーカードの登録と腎移植の普及啓発活動に携わってきた社団法人腎臓移植普及会を改組し、設立に至ったという経緯がある。

＊民法上の遺言可能年齢：次の条文を参照のこと。「（遺言能力）第961条　15歳に達した者は、遺言をすることができる。」

の後の脳死下臓器提供はなかなかおこなわれなかった。

法施行後「第一例」と過熱したその報道

法施行後1年以上が経過した1999（平成11）年2月28日、ようやく初めての法的脳死判定実施と臓器提供が高知赤十字病院でおこなわれ、翌3月1日、心臓は大阪大学病院に、肝臓は信州大学病院（長野県）、腎臓は東北大学病院（宮城県）と国立長崎中央病院、角膜は高知医科大学病院の2人にと、計6人の患者に移植された。

法施行後「第一例」の臓器提供ということで大きな注目を集めたが、しかし、このときのマスコミの報道ぶりにはすさまじいものがあった。

脳死となった女性の家族が「法的脳死判定」を受け入れると署名・捺印をした段階から報道は始まり、JOTのコーディネーター*の動きや、第一回・第二回法的脳死判定がおこなわれていく経過などを逐一報じ、さらには臓器移植施設（移植を受ける患者が待機している病院）の医療チームらが高知赤十字病院に到着し臓器を摘出・搬送していく様子までもヘリなどで追跡して伝えていく。そのあまりの過熱ぶりに家族や医療現場から怒りの声も出た。

その後はというと、やはり脳死下臓器提供はあまり増えていかず、同年計4件、2001（平成13）年8件、02年6件、03年3件、04年5件、05年9件、06年10件と少ない。法施行から09年7月に法改正されるまでの約12年間（09年6月末までの統計）の臓器提供件数は、わずか81件にとどまった。

2006（平成18）年4月からは、小腸以外の脳死下臓器移植に医療保険が適用されるようになったが、それでも移植は増えなかった。

その一方で増え続けたのは、生体間の移植だ。なかでも生体部分肝移植は、当初は

＊コーディネーター：現在、移植コーディネーターの養成は、日本臓器移植ネットワークがおこなう。医師や看護師、薬剤師などの医療従事者の資格があるか、4年制大学を卒業しているかが要件とされる。国家資格としての認定はない。現在、同ネットワークのコーディネーターは全国3支部に所属する33人のほか、ネットワークから委嘱を受けた各都道府県コーディネーターの約50人よりなる。24時間対応など過酷な労働条件もあって、人員不足が昨今とくに言われるようになっている。

「大人から体の小さな子どもへ」の提供に限られていたが、あまりにドナーが不足していたため、やがて「大人から大人へ」「子どもから大人へ」の移植もおこなわれるようになり、年間500件というペースで実施されるまでになった。前述した脳死下臓器提供の全件数と比べても、ケタ違いの差である。

＊脳死下臓器移植に医療保険が適用（117ページ）：臓器移植法は1997年10月16日からの施行となったものの、しばらく保険適用が見送られ、当初は移植施設が費用負担するか、患者の自己負担となった。移植件数が多くなった施設については国が補助する「高度先進医療制度」を利用することとなった。その制度を利用すると、移植手術後の医療費は保険対象になるが、移植手術にかかった費用については患者負担であった。

ちなみに、2006年4月1日に保険適用になった心臓移植の場合、心臓移植手術費に104万1000円、心臓採取術費に49万3000円、脳死臓器提供管理料に14万2000円ほどかかるが、移植患者の大半が身体障害者の1級であり身体障害者福祉法の適用となっているので、保険適用後は患者負担はほとんどない。ただし、心臓摘出のための医療チームの派遣費ならびに臓器搬送費（チャーター機の場合には100～400万円）は「療養費払い」となり、いったん患者が支払った後、自己負担分（約3割）を除いた額が返還されている。

埋められない溝

福島　豊
前公明党衆議院議員

1993（平成5）年5月19日に「脳死及び臓器移植に関する各党協議会」（各党協議会）から「臓器移植法案（仮称）の骨子」（中山・野呂案）が提示された後、同年7月18日の衆議院議員総選挙で自民党が野党に下り、細川政権が成立しました。この総選挙で私は公明党から出馬し初当選しました。

私はもともと医師で、議員になる前から脳死下臓器移植をめぐる動きは注視しており、脳死を人の死とできるのかどうかについても医師仲間と議論を重ねていました。そして、議員となってからのある日、中山太郎先生から「医系議員の一人として、超党派による臓器移植法成立のために力を貸してほしい」と声をかけられ、1996（平成8）年10月の二期目当選（当時は新進党所属）以降は、新進党議員一人ひとりの部屋を回って「脳死とはどういうものか」や法案の内容について説明したりもしました。

臓器移植法案の採決に際しては「党議拘束は外す」ということになっていたので、各議員に当たるときは、党内の票をまとめることよりも、とにかく賛同してくれる議員の数をいかに増やすかがカギでした。

97年法制定時を振り返ると

臓器移植に関する法案が最初に国会に提出されたのは1994（平成6）年4月12日のことで、それは中山・野呂案をベースにした「中山・森井案」と呼ばれるものでした。

最初に中山・森井案を見たとき、医師である自分の立場としては「この内容で十分ではないか」と思いました。しかし、このテーマに深くかかわっていくうちに、「脳死＝人の死」とはどうしても受け入れられない人もいるなど、いろいろな意見の人がいることを知り、この問題の根深さを知りました。

脳死がどういうものかをよく知らずに「脳死＝人の死」に反対している人の場合は、「脳死とはこういうものですよ」と説明すれば割と賛成に転じてくださるのですが、脳死を理解していて反対している人の意見は変えられないということもわかりました。

結局、１９９７（平成9）年に成立した法律は、「脳死＝人の死とする」とはせず、「臓器提供する場合に限り『脳死＝人の死』とする」という内容で、また「臓器提供には本人の生前の意思表示が必要」「15歳未満からの臓器提供は不可」となりました。

少々間口が狭い穴でも、通してやってみなければ国民の理解など得られようがない、とにかく移植を少しでもできるようにして、まずは和田心臓移植という〝負の遺産〟にどこかで区切りを打たなければという考えが、このときの法律の根底にあったのだと思います。

法的脳死判定を拒否する権利の意図

その後、法律は3年後を目途に見直しがなされるはずでしたが、なかなかその動きは起こりません。しかし、２００２（平成14）年4月にお父様にご自身の肝臓の一部を提供した河野太郎衆議院議員がその後、法改正に向けて積極的に動き始めました。河野議員、佐藤泰三議員（参議院・自民党）、斉藤鉄夫議員（衆議院・公明党）、そして私（衆議院・公明党）で臓器移植に関する勉強会を開催し、2003（平成15）年11月に河野議員は「河野私案」を発表しました。

その内容は「脳死を人の死とする」「本人の生前の意思が不明でも家族の承諾で臓器提供できる（家族の忖度を認める）」「15歳未満からの臓器提供を認める」というものので、1994（平成6）年4月に提出した中山・森井案の内容に戻ったわけです。

しかし、「脳死＝人の死」とすることには依然として根強い反対の声が上がりました。このままでは法律は通りにくいと考えた私は「法的脳死判定を拒むこともできる」という条項を盛り込むことを河野議員に提案しました。

もちろん、脳死判定を拒否することもできるとした以上、一律に「脳死＝人の死」とする法律にはなりません。

これまでいろいろな人の意見を聞くなかで「『脳死＝人の死』と受け入れられる人もいれば受け入れられない人もいることを知り、この溝は決して埋まることはないと実感した私は、ならばどちらの人の意思も尊重されるように「住み分け」ができる法律にしようと考えたのでした。

私の提案を河野議員はいったん持ち帰り、結果受け入れました。それが中山案（後の「臓器の移植に関する法律の一部を改正する法律案」のA案）であり、その内容は「法的脳死判定を拒否することもできる」「家族の忖度を認める」「15歳未満からの臓器提供を認める」というものです。

B案提出の背景——小児年齢制限をめぐって

しかし、これでもまだ法案が通らない可能性がありました。15歳未満からの臓器提供を認めることについて、日本小児科学会などが慎重な姿勢を見せたからです。

子どもの脳は一般的に回復力が強いといわれています。法改正の話が出たころから、脳死になってから心臓が止まるまでに1カ月以上かかる「長期脳死」というものが盛んに取り上げられるようになり、特に子どもは「長期脳死」になりやすいといわれました。

2005（平成17）年5月には脳死移植慎重派である社民党の阿部知子衆議院議員が「慢性脳死」に関する論文のあるアラン・シューモン博士（アメリカ、カリフォルニア大学ロサンゼルス校）を慎重派議員の勉強会に呼んだりもしていました。

同じ年の4月、日本小児科学会は、臓器提供を認めない子どもの年齢を15歳未満から12歳未満程度に引き下げるという案を発表しました。同学会としては、いきなり年齢制限を全廃するよりも、最初は年齢を引き下げて少しずつ実施していったほうが安心だと思ったのかもしれません。

もし中山案（A案）が通らなかった場合でも、小児からの臓器提供の道を少しでも開かれるようにするために、A案のほかにもう一つ、日本小児科学会が示すような年齢を引き下げる法案も用意したほうがいいかもしれないとも私は考えるようになりました。

二つの法案を提出し、最終的に国会という土俵で審議されれば、どちらが通ったとしても小児からの臓器提供の道は現在よりは開けることになる、そう思ったからです。

やがて、私たちと一緒に勉強していた斉藤鉄夫議員が、移植慎重派の意見を聞くうちにA案には乗れないと考えるようになり、「年齢制限を12歳未満に引き下げる」「本人の生前の意思表示を必要とする」というB案を提案しました。

こうして、AとBの二案で審議が進むものと見ていたのですが、その後、移植慎重派からC案、さらにはD案までもが出てきました。これは思いもよらないことでした。道を広げる法律・やや広げる法律と出してどちらかで行けると思っていたら、まさか逆に厳しくする法律が出てくるとは……。複数の法律が出てきた結果、今度は「票が分散する」といわれることになってしまい、後にB案は提出に必要な賛同者数を集めるのに苦労しました。

政局もバタバタしていたため、審議もなかなか進みませんでした。そうしたとき、2008（平成20）年5月に国際移植学会がイスタンブール宣言を発表し、早く法改正して国内で移植ができるようにしなければという声が外部からも国対（国会対策委員会）からも指摘されるようになり、改正への動きが加速しました。

「脳死＝人の死」と定める法律ではない、ということ

それでもA案に対しては、反対派からさまざまな反論がなされました。例えば、97年法の第六条第二項「脳死した者の身体」の定義における「その身体から移植術に使用されるための臓器が摘出されることとなる者であって」の文言を、A案では削除したことについて。

この文言は、臓器提供する場合にのみ法的脳死判定をおこなうということを意味するものですが、削除することについて反対派は「一律に『脳死＝人の死』と認めるものだ」と強く抵抗しました。

しかし、この文言を削除しても残しても、「臓器移植する場合にのみ法的脳死判定をおこなう」ということには変わりがないというのが私たち（A案提出者）の考えです。それに、もともとこの97年法は「『脳死＝人の死』という考え方を前提として、臓器提供の手続きを定めた法律」であって、「『脳死＝人の死』と定める法律」などではありません。そのことはA案でも変わりがないのです。

この文言削除が原因でA案が通らなくなってしまうくらいなら、文言は残したままでもいいと私は考え、２００９（平成21）年6月5日の衆議院厚生労働委員会で「第六条第二項の文言を残すという修正もあり得る」と述べました。ところが、今度はそれがまたいろいろな意見を受けることとなりました。

このような議論をずっと繰り返してばかりで、人の考えを変えるというのは難しいことだとつくづく思いました。

臓器提供の増加に思う

こうして、結局は２００９（平成21）年７月の改正臓器移植法成立（A案成立）へと至っていくわけですが、そのときの事前の票読みは、公明党についてはだいたいできており、A案とB案の支持者が半々という感じでした。一方、当時の野党・民主党の票はあまり読めていませんでした。

私たちは民主党に事前の話し合いを求めていたのですが、なかなか応じてもらえない状況だったのです。実際の投票では民主党議員の多くは反対票を投じていました。

改正法が２０１０（平成22）年７月17日より施行されてから現在、改正前よりも早いスピードで臓器提供の件数が増えています。それだけ「家族の忖度」を認めることにした効果は大きいのでしょう。

また、「法的脳死判定を拒める」として「脳死＝人の死」と考える人と考えない人との住み分けをしたことも、さまざまな意見がありましたが、実際には移植推進を妨げるものにはなっていないと考えています。

福島　豊（ふくしま・ゆたか）

1958年1月生まれ。

1983年京都大学医学部卒業。京都大学医学部付属病院老年科、公立豊岡病院内科、三菱京都病院第一内科勤務を経て、93年7月衆議院議員に初当選、2009年まで5期をつとめた。その間、総理府社会保障制度審議会委員（99年）、厚生総括政務次官、衆議院厚生労働委員会理事（00年）、衆議院経済産業委員会委員（02年）を歴任。

現在は、公明党政務調査会長代理（2010年～）をつとめる。

その他、羽衣国際大学客員教授（人間生活学部食物栄養学科にて公衆衛生学を担当）、明治大学専門職大学院専任講師（ガバナンス研究科にて社会保障制度改革の政治過程を担当）をつとめる。

第三章

臓器移植法の改正へ

1997〜2010年

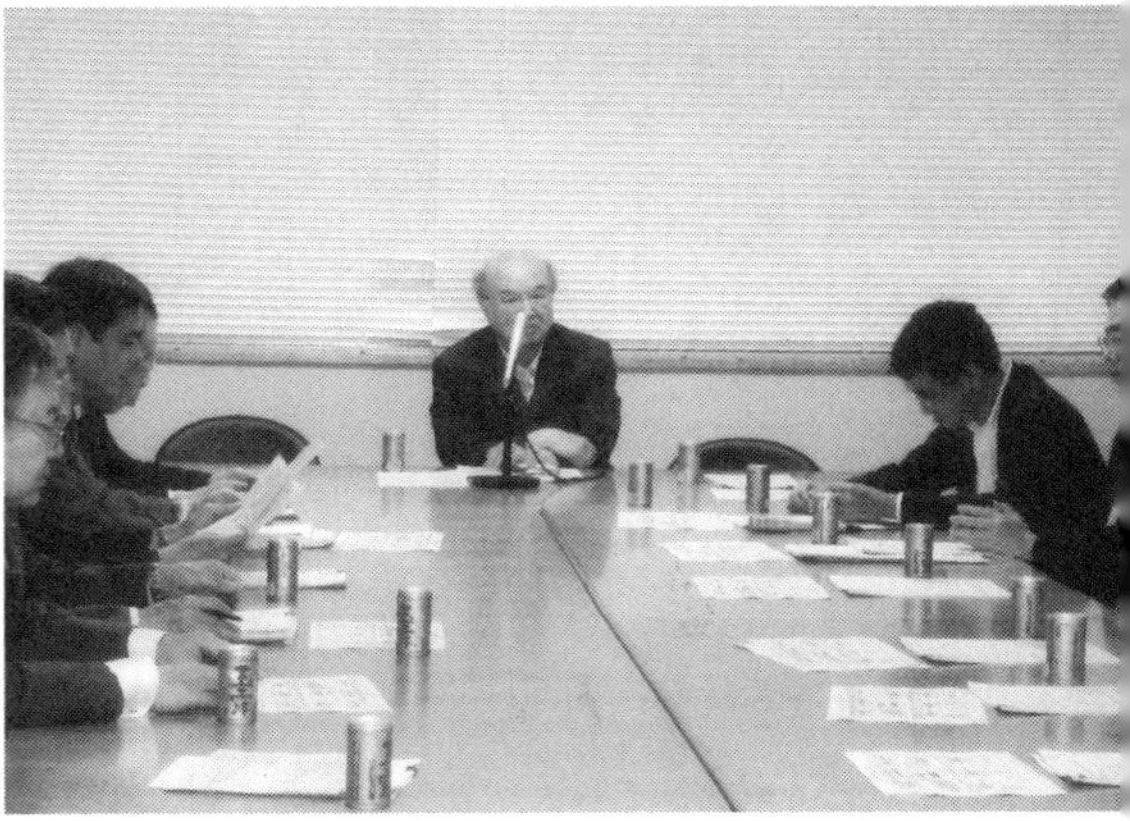

臓器移植法改正に向けた勉強会の一コマ――「中山案（後にA案と呼ばれる）」の共同提案者となった河野太郎（右列奥）衆議院議員・福島豊（左列奥より２人目）衆議院議員（＝当時）の姿も見える

臓器移植法は、施行から3年後を目途に見直すということが法のなかに盛り込まれていたが、政局などさまざまな事情から、改正の動きはなかなか起きなかった。

臓器移植を必要とする人たちは、社会の中では少数派である。議員たちにとっては、少数派のために尽力しても大きな票にはつながりにくい。それが、議員のあいだから臓器移植法改正への積極的な動きが現れなかった一つの理由だとも思われる。

また、1997（平成9）年の臓器移植法制定のときには医師免許を持つ医系議員たちが法制定に向けて力を尽くしてきたが、それ以降は医系議員の数も減っていたということも影響していた。

2000（平成12）年8月、厚生省の「臓器移植の法的事項に関する研究班」（分担研究者＝町野朔・上智大学法学部教授）が臓器移植法改正に向けての最終報告書を発表した。そこでは、臓器提供する・しないにかかわらず一律に「脳死を人の死とする」ということや、大人も15歳未満の子どもも家族の忖度で臓器提供できるようにすることなどを提言している。

しかし、その後も法改正に向けての目立った兆候は見られなかった。

河野議員親子の生体部分肝移植

そんなさなかの2002（平成14）年4月、河野洋平衆議院議員（当時）が、信州大学病院（長野県）で生体部分肝移植を受けたとのニュースが入ってきた。ドナーとなったのは、長男の河野太郎衆議院議員である。父・洋平議員は長いあいだC型肝炎による肝硬変を患っており、長男・太郎議員ら家族からの勧めにより、今回の移植に踏み切ったという。

この話を私が耳にしたのは、同じ長野県の黒部温泉に、ちょうど妻と出かけていたときだった。

それ以前から私は、河野洋平議員の顔色を見るたびに重症の肝硬変ではないかと、医学を学んだ者として推測していた。だから、移植手術をしたようだという情報を長野で聞いたときは合点が行った。

と同時に、「これは臓器移植法改正に動き出せるチャンスだ」とも思った。

その後私は、健康を回復して２００３（平成15）年11月より衆議院議長を務めておられた河野洋平議長に会いに、国会の議長室を訪ねた。

「あなたは生体肝移植のモデル患者です。そのご自身の経験を生かして、臓器移植法改正のためにぜひ協力していただけないでしょうか。また、ドナーとなられたご令息にも、テレビ等にて国民に臓器移植の意義を知らせるなどしていただきたい」

河野洋平議員は、「十分協力します」と即座に快諾してくださった。

その後、私は自らドナーとなった河野太郎議員にも会い、協力を求めた。彼ももちろん引き受けると答えてくれた。

臓器移植法改正の第一歩

河野親子はともに、先の臓器移植法制定の際の衆議院採決では反対票を投じていた。それが今、臓器移植法の改正に向けて力を尽くすと口を揃えて言ってくれているというのは、非常に大きなことだった。

河野親子がおこなった移植は、生体ドナーからの移植である。生きている体にメスを入れ臓器の一部を取り出すわけだから、ドナーとなった人の体には大きな後遺症が残ることも少なくない。

だがもし死体ドナーからの臓器提供が広がっているのであれば、生体ドナーに大きな代償を負わせるということにはならないはずだ。そのことを、生体ドナーとなった河野太郎議員なら身をもって理解しており、臓器移植法改正に向けて大きな力となってくれるにちがいないと私は思った。

2003(平成15)年11月、河野太郎議員は臓器移植法改正のための私案(河野私案）を発表した。

その内容は、臓器提供する・しないにかかわらず一律に「脳死を人の死とする」ということや、家族の忖度による臓器提供を可能にすること、また、年齢制限を撤廃し15歳未満からの臓器提供も可能にするというもので、これらの点は、2000（平成12）年の厚生省研究班の報告書や、最初の中山案に共通する。

ただ、河野私案ではこのほかに、「親族への臓器の優先提供も認める」ということも盛り込まれている。身近な家族に臓器を提供したいと思うのは自然の気持ちだという、父・洋平議員に臓器を提供した河野太郎議員ならではの案だといえる。

依然として多い反発

しかし、一律に「脳死を人の死とする」という案は、やはりまた脳死下臓器移植反対派から激しい批判を浴びた。

脳死といわれた後も心臓が止まるまで7日以上の長期間かかる「長期脳死者*」といわれる人たちの存在も報道された。なかには、何年も心臓が動き続け、身長や体重が増え、意識が回復した人がいるという報告も出た。

特に、脳の回復力が強いといわれる子どもについては、長期脳死になる傾向が強いともいわれ、在宅で生活している「長期脳死児」と呼ばれる子どもたちの様子も新聞やテレビで盛んに紹介された。しかし、いかに心臓が長く動いていると言っても、脳死になれば厳重な集中管理が必要で、テレビで報道されたような、自宅で介護できるような脳死の子どもは存在しない。

たしかに、脳死と診断された後も人工呼吸器や点滴《てんてき》などの手厚い管理により、心臓が止まるまでに長期間かかる人もいる。しかしそれでも、正確に脳死診断がなされた場合には意識が回復することはなく、必ず心停止に至る。何年も生きて回復するような例は実は脳死ではなく、植物状態だといわれている。

一般の医療の中で、脳の回復の見込みがない場合に、「脳死に近い状態」とか、「脳死状態」といったことばで、医療者が患者家族に説明する場合がある。この場合の多くは、法的脳死判定を厳密におこなっていない状況であり、本当に脳死でない場合も含まれている。その多くは、植物状態のことである。

改正法案づくりでは、15歳未満からの臓器提供を認めるかどうかも争点の一つになったため、特に子どもの脳死判定基準のあり方についてさまざまな議論が出た。

旧厚生省では２０００（平成12）年に「小児における脳死判定基準（小児脳死判定基準）」（生後12週以上～6歳未満が対象）を発表している。これは竹内基準を基にした

＊長期脳死（者）（１３５頁）：「長期脳死」という言葉は、２０００年に発表された旧厚生省の報告書「小児における脳死判定基準」（小児における脳死判定基準に関する研究班、『日本医師会雑誌』２０００年12月1日号に掲載）のなかに登場したものだ。
同報告書では、１回目の脳死判定から心停止までに30日以上かかったケースを「長期脳死」と定義している。その報告によれば、調査対象とした１３９例のうち、人工呼吸器の停止が心停止以後の１１６例中25例に長期脳死にあたるケースが見られたという。心停止まで３００日以上に及んだケース、２例も報告されている。

したがって、小児では長期脳死の頻度が高く、期間も長い（従来、成人では、脳死判定後心停止になるまでに４・３日とされている）との見方もできるが、このときの調査対象のケースには、脳死判定に必須とされる無呼吸テストを実施していない例や、２回おこなうべき脳死判定を１回しかおこなっていない例、すなわち、厳格には脳死症例と言えないものも多く含まれていた。

もので、第一回と第二回の脳死判定のあいだを24時間（大人は6時間）以上空けるというものだ。

竹内基準同様、国際的に厳しい基準だといわれているが、脳死移植反対派からは「基準を信用できない」「子どもを失う親の身になれ」「子どもは守るべきものであるから、臓器を提供すべきではない」などの意見も出た。

たしかに、子どもを失うということは親にとって耐え難いことである。それは、小児科医をしていた私にも十分にわかる。だが、死はまぎれもなく死である。どんなに親が悲しくとも、その事実は変えられないものであると私は思った。

A案を軸に動き出すものの

とはいえ、一律に「脳死を人の死」とする元の中山案や河野私案に反対する人たちは依然として多い。「脳死＝人の死」と認めたくない人たちの心情も考え、医師でもある福島豊・公明党衆議院議員（当時）が、「本人または家族は法的脳死判定を拒否することもできる」という内容を河野私案のなかに新たに付け加えた――これが新たな「中山案」（後にA案と呼ばれる）として国会に提出されることとなった。

脳死判定を拒否できるということは、「脳死＝人の死」と認めるかどうかを本人や家族が自分で選べるようにしたということである。

「脳死＝人の死」に反対の人たちからは、「『脳死＝人の死』とすることは、治療を早く打ち切って医療費を削減しようとするものだ」「安楽死を認めるものだ」という声

また、この25例において、人工呼吸器からの離脱や意識の回復は認められておらず、結局は脳死になった後しばらく心臓は拍動していたが、最終的にはすべての患者で心停止にいたったことが確認されている。小児の特性を踏まえた脳死判定の基準づくりは必要だが、長期脳死自体が脳死判定そのものに影響を与えるものではない。

こうして、年齢による除外例を設ける・脳波検査を必須とする・脳死判定の間隔を24時間以上とする、などの変更を加え、6歳未満を対象とする「小児における脳死判定基準（小児脳死判定基準）」が正式に発表された。

も上がっていた。

しかし私たち中山案（A案）では、もし本人や家族が法的脳死判定を拒否していたならば健康保険で医療が継続されるとした。より詳しく言えば、2回目の法的脳死判定をおこない、死亡宣告がおこなわれた後でも家族は判定を拒否することができ、その場合は引き続き健康保険で医療が受けられる。これは、97年法制定でも同じだった。

2005（平成17）年8月8日、中山太郎、河野太郎、福島豊ら衆議院議員計6人による「臓器の移植に関する法律の一部を改正する法律案」（A案）が国会に提出。

一方同じ日、斉藤鉄夫、石井啓一の計4人の公明党衆議院議員により、同じくB案と呼ばれるものも提出された。これは、「臓器移植のときのみ脳死は人の死とする」という従来法を維持しつつも、年齢制限については従来15歳未満から12歳未満に引き下げるという内容だ。

斉藤議員はもともと、河野議員や福島議員たちと同じ勉強会で臓器移植に関する勉強をしていたが、A案には組めないという考えにかわりB案提出に至った。

しかし、A案もB案も、提出したその日のうちに衆議院が解散し（当時の小泉純一郎首相による「郵政解散」)、いずれも廃案となった。両案が再び国会に提出されたのは、翌2006（平成18）年の3月31日である。が、その後の審議は進まなかった。

脳死判定の厳格化を狙うC案が提出

2007（平成19）年4月25日、自民党の二階俊博国会対策委員長は与党の幹事長、政調会長、国対委員長の会議で、審議が滞ったままの臓器移植法について問題提起。6月18日には関係者を国会対策委員長室に集めて法案改正を促進させるよう求めた。法案を提出した議員として私は、衆参両議院の厚生労働委員会委員や厚生労働大臣、同大臣経験者を集め、「両院の関係者の意思を整合させてから具体的な審議日程を決めるべき」との発言をした。

「法成立から3年を目途に見直しをする」旨を同法のなかに規定してあるにもかかわらず、実際には見直しがおこなわれないままですでに10年近い月日が流れてしまっており、もはや具体的にスケジュールを決めて話を進めなければいつまでも法改正はできないと私は危惧《きぐ》したからである。

こうして6月20日、衆議院厚生労働委員会でA案・B案の提案理由の説明がおこなわれた。私は、A案の提出者として説明に立った。

脳死下で臓器を提供できるのは、①本人が臓器提供する意思を書面で表示している場合で、かつ、法的脳死判定を拒否する意思を表示していない場合で、家族が臓器提供と法的脳死判定をすることに同意した場合、②本人が臓器提供を拒否する意思を書面で表示していない場合または意思が不明な場合で、かつ、法的脳死判定を拒否する意思を表示していない場合で、家族が臓器提供と法的脳死判定をすることに書面で承諾した場合であること、また、本人や家族が法的脳死判定を拒否したならば健康保険で医療が継続され、「脳死＝人の死」と認める人・認めない人の両方の意思を尊重するものであることを述べた。

脳死下臓器移植に強く反対する人たちにとっては、A案・B案のどちらも不満である。12月11日には、阿部知子（社民党）、枝野幸男（民主党）、金田誠一（民主党）の計3人の衆議院議員により、いわゆるC案が提出された。従来の臓器移植法を変えず、法的脳死判定基準をさらに厳格化し、加えて生体移植や組織移植を含め規制を強化するというもので、従来の臓器移植法よりも厳しい内容である。

イスタンブール宣言の発表を機に

こうして、２００７（平成19）年末までにA、B、Cの三つの改正法案が議員立法で衆議院厚生労働委員会に付託された。が、その後、審議はなかなか進まなかった。

しかし、翌２００８（平成20）年に入ってから、審議を促すチャンスと呼べるものがようやく到来した。この年の5月、国際移植学会がトルコのイスタンブールで開催した総会において、「移植ツーリズム*など海外での移植を禁止し、それぞれの国が自国内で臓器提供・移植できる体制を整える」とする総会決議をおこなったのである（イスタンブール宣言）。

この決議はWHO（世界保健機関）も評価し、２００９年に予定する（実際には新型インフルエンザ対応のために遅れて２０１０年5月）の移植ガイドライン改定*において採用されることとなった。これを機に、日本の患者は今後海外では移植を受けられなくなるという危惧が広がるようになった。

臓器移植法改正に反対する人たちからは、「イスタンブール宣言が禁止しているのは、貧しい人の臓器を金で買い搾取《さくしゅ》するような海外での移植であり、渡航移植そのものを禁止しているわけではない」という声も上がった。

たしかに、ここで禁止しているのは主に、貧しい人を苦しめるような海外での移植である。しかし、いまの日本の現状を見ると、海外で移植を受けるには数千万円〜2億円という高額な費用を必要とし、そうしたお金を用意できる人しか命が助からない状況に置いている。貧しい人たちを苦しめているという点では、金で搾取する海外移植もそうでない海外移植もかわりがないと私は思った。

WHO責任者を参考人招致

その後の2008（平成20）年5月、私は、ヨーロッパ議会との会合のためベルギーの首都ブリュッセルを訪問し、そこでWHOの臓器移植関連部門の責任者であるルーク・ノエル氏（保健システム及びサービス局必須医療技術部医療技術担当課長）とお目にかかった。

私はぜひノエル氏を日本の国会に参考人としてお招きし、国際移植学会でイスタン

＊移植ツーリズム（と渡航移植）（１４３頁）：「臓器取引と移植ツーリズムに関するイスタンブール宣言（The Declaration of Istanbul on Organ Trafficking and Transplant Tourism）」においては、「移植のための渡航（Travel for transplantation）」と「移植ツーリズム（transplant tourism）」を区別している。その定義によれば、「移植のための渡航とは、臓器そのもの、ドナー、レシピエント、または移植医療の専門家が、臓器移植の目的のために国境を越えて移動することをいう。移植のための渡航に、臓器取引や移植商業主義の要素が含まれたり、あるいは、外国からの患者への臓器移植に用いられる資源（臓器、専門家、移植施設）のために自国民の移植医療の機会が減少したりする場合は、移植ツーリズムとなる。」（日本移植学会アドホック翻訳委員会訳より）とある。中国やフィリピン、インド、パキスタンといった国々への移植目的の渡航が禁止されたのは「臓器取引や移植商業主義の要素が含まれ」ていたからであったが、一方、アメリカやドイツといった国への渡航は移植ツーリズムにあたらないのか。アメリカの場

ブール宣言が決議された経緯やWHOの考えなどをお話いただきたいと考えた。滞在中のブリュッセルからさっそく厚生労働省の臓器移植対策室や衆議院の厚生労働委員会の理事に電話を入れ、ノエル氏を参考人として呼びたいと申し入れた。

WHO責任者の国会への参考人招待は、国会の直接要請では不可能で、日本政府の要請が必要であったが、衆議院厚生労働委員会の決定に基づき招致《しょうち》が実現した。

話は遡《さかのぼ》るが、私は1989（平成元）年8月〜1991（平成3）年11月の第一次海部内閣、第二次海部内閣、第二次海部改造内閣で、外務大臣を務めていた。ちょうど脳死臨調が設置・開催されていた時期でもある。外務大臣時代に培《つちか》った海外との交渉術や人脈が、ノエル氏招致実現に役立った。

かくしてノエル氏は、2008（平成20）年6月9日の衆議院本会議において、イスタンブール宣言は各国が遵守《じゅんしゅ》すべきものであるということをまず説明した。また翌10日には、衆院厚生労働委員会の「臓器の移植に関する法律の一部を改正する法律案審査小委員会」（以下、臓器移植小委員会）にて、議員ら25人を前に、各国の臓器移植の現状を詳細に陳述《ちんじゅつ》したのである。

その陳述の内容を、当日の議事録（本書の編集上、要約・一部加筆した）から紹介する。

合、よく引き合いに出されるのが「5パーセントルール」という外国からの移植患者の受け入れ枠である。海外からアメリカにやってきた来訪者や滞在者（日本人に限らない）の中には現地で不慮の死を遂げ（アメリカ国民に）臓器提供をおこなうケースも少なくなく、そうした人の数がアメリカ国内の全臓器提供数のおよそ5～10パーセントに相当するとの理由で設けられた。果たしてこれは、宣言にある「自国民の移植医療の機会が減少」にあたるのか。どうやらアメリカは今後も5パーセントルールを維持するとの見方から、そうした立場は取らないようだ。また、宣言（「原則」5のb）には「国外患者への治療は、それによって自国民が受ける移植医療の機会が減少しない場合にのみ許容される。」との一文がある。これは、アメリカが5パーセントルールを維持するうえでひとつの根拠を与えるもののように思われる。しかしながら、5パーセントの枠の多くを日本人患者が占めることへの批判や、今後の議論次第では臓器を売買するだけが移植ツーリズムではなく、国内で移植をおこなわず、海外で移植を受けることそのも

ノエル参考人（通訳）：ＷＨＯは１９８７（昭和62）年、利益目的の臓器売買について「人権宣言に違反し、ＷＨＯの憲章にも違反している」と非難することを40対13で決議しました。

この決議では、臓器移植に関するグローバルな指針（臓器移植ガイドライン）をＷＨＯで策定することも必要だと盛り込んでおり、１９９１（平成３）年、臓器移植ガイドラインがＷＨＯ総会で44対25で決議されました。各国政府はこのガイドラインに基づき、細胞・組織・臓器の移植に関しての責任を自国民に対し負っているのです。

２００４（平成16）年、ＷＨＯ総会は再び臓器移植ガイドラインについて検討することを57・18の決議で決めました。この決議ではＷＨＯの事務総長に、臓器移植に関する世界各国の状況等について情報を集めて文書化し、世界の実情を反映したかたちでガイドラインを見直すよう求めています。

こうしてＷＨＯでは２００４（平成16）年から、臓器移植ガイドライン見直しを協議するプロセスに入りました。この協議には、各国の健康管理部局や、政策や規制の作成・調整などに関する機関も入っています。協議は、臓器売買、移植ツーリズム、あるいは細胞・組織などの移植、倫理的問題などについても話し合います。

のが〝移植ツーリズム〟と見なされるという可能性も否定はできない。あくまで一国における移植臓器の自給自足こそ、イスタンブール宣言さらにはＷＨＯの臓器移植ガイドラインの改定が前提にしていることにいっそう留意しなければならない。国際的には、人口１００万人当たり15〜20人ほどの臓器提供が一般的とされているが、日本はこれまで０・５〜０・７５人に留まっていた。

＊移植ガイドライン改定（１４３頁）：新しくＷＨＯが制定した「臓器移植ガイドライン（WHO GUIDING PRINCIPLES ON HUMAN CELL, TISSUE AND ORGAN TRANSPLANTATION：WHA63.22）」では、11の原則が示されている。原則１では、臓器や組織の提供における「同意（consent）」（少なくとも死体（脳死含む）ドナーとなる人が提供に反対していないこと）の必要性、原則２で死亡判定に関わる医師と移植に関わる医師との区別について、原則３は生体間移植をおこなううえでの要件――親族間でおこなうべきで、ドナーとなる者は危険性などについて十分な情報提供を受けたう

❖移植に関する情報のデータベース化

ノエル参考人（通訳）：スペインは、死体ドナーからの臓器提供が特に多く、成功している国といえます。日本での死体からの臓器移植は、スペインの40分の1です。

ＷＨＯはスペインの移植担当機関とも協力して、世界各国の移植の実施状況や関連する社会事情、法律などをデータベース化する作業を始めています。これはインターネットでも利用可能で、厚生担当局や移植医療関係者に非常に役立つ情報です。

２００５（平成17）年には、年間で10万件弱の移植が世界でおこなわれました。その3分の2は腎臓移植です。ＷＨＯ加盟国の臓器移植の件数を見ると、アメリカが圧倒的に多くて一位であり、世界の臓器移植の４分の１がアメリカでおこなわれています。

人口１００万人当たりの臓器移植の割合を見ても、最も積極的な国はやはりアメリカ。その後、オーストリア、ほかのヨーロッパ諸国が続きます。それに対し、日本で臓器移植がおこなわれる割合は先進諸国と比べて13〜14パーセントにとどまっています。これは主に死体ドナーが少ないことによるといえます。

豊かで発展している国ほど腎臓移植が多くおこなわれる傾向にあります。UN

えで自発的におこなうこと、原則4は未成年者からの生体での臓器提供は原則として認めるべきではない（限られる）こと、原則5、6、7では臓器売買の禁止や移植商業主義化に歯止めをかけるための方策が検討（とくに原則7では違法に臓器が提供されたことが疑われたときの医療者の対処の仕方、保険支払いの対象にしないことなど）され、原則8は正当な治療費以上の報酬を受け取ることの禁止を、原則9は臓器の配分が公平な基準のもとにおこなわれること、その決定について透明性が保証されるべきことが示されている。そして原則10と11が今回あらたに加えられた項目で、原則10は今後生体ドナーの健康状態の追跡調査をおこなうことを求め、原則11では臓器提供を増やすうえでも、やはり移植に携わる人たちや機関の活動の透明性こそが大事と強調され、全体を締めくくっている。

DP（国連開発計画）の人間開発指数（各国の人びとの生活の質や発展度を示す指標）の高い地域に住んでいるのは世界人口のうちわずか26パーセントで、その地域での腎臓移植件数は世界全体の69パーセントを占めます。その一方、人間開発指数の低い地域に住む人は74パーセントにも達し、そこでの腎臓移植件数は世界全体の31パーセントだけ。国により大きな隔たりがあります。

しかし、腎臓移植が少ない国でも実際のニーズは存在しており、その証拠に慢《まん》性《せい》透析が広くおこなわれています。人工透析を続けている人がもし腎臓移植を受ければ、その生存率だけでなくQOL（生活の質）も向上し、人工透析の費用が半分になるというメリットがあります。

人口100万人当たりの死体腎臓移植件数の割合を見ると、アメリカは27・6件、欧州は21・3件、地中海地域は13・2件、西太平洋地域が6件、東南アジアが2件、アフリカ地域が非常に少ないという比率になっています。やはりサハラ以南での経済的な困窮《こんきゅう》がその根底にあると考えられます。

全腎臓移植に占める生体腎臓移植の比率はアメリカでは41パーセント、欧州

（アイスランドからウラジオストクまで）では19パーセントです。それに比べ、東部地中海それから東南アジアでは95パーセント、アフリカでは82パーセントです。

　西太平洋地域は18パーセントですが、これは多少バイアスがかかった数字だといえます。というのは、この地域で中国の移植実績は第二位を占めており、その大多数は死刑囚からの臓器提供だからです。

❖移植ツーリズムの問題点

ノエル参考人（通訳）：実際の患者のニーズを満たすのが難しい状況はアメリカ、ヨーロッパはもちろん、特にアジアで見られ、移植ツーリズムへとよりつながってしまっています。

「移植ツーリズムとは」をシンプルに定義すれば、それは、移植を必要とする者が国境を越え渡航をすることです。より具体的にいえば、移植を希望する患者もしくは医師もしくは医療従事者が、生体ドナーや死体ドナー――特に、貧しくかつ脆弱《ぜいじゃく》な立場に置かれている者――の臓器を金品と引き替えにする行為です。

また、移植ツーリズムは次のように分類することもできます。

まず最初は、法的枠組みがないがゆえに蔓延《まんえん》してきた種類。こちらは中国、パキスタンなどの例を挙げることができます。なかには地方当局などが移植ツーリズムを推奨《すいしょう》し、関与する人たちにとって容易な資金源となっている場合も見受けられます。

また、法的枠組みはあってもその効力が弱いという国でも移植ツーリズムは見られます。２００８（平成20）年1月末には、インドのデリー北部のグルガオンで、臓器売買ネットワークによる移植ツーリズムが５００件以上も摘発《てきはつ》され、インドの保健当局が犯罪として処理しました。

業者などを介して、違法な金品のやり取りを伴う臓器提供がおこなわれた場合、シングルマザーや債務を抱えている人など、貧しく弱い立場にある人が犠牲になっていることが研究結果からわかっています。

こうして生体ドナーとなった人たちはその後、慢性的な痛みなどの後遺症に苦しみ、健康を害して職を失ったり、臓器を売った者として周囲から烙印《らくいん》を押され恥ずかしい思いをしたりするなどの状態に陥っています。これは国や地域に関係なく、どこででも起きていることです。

こうした問題が浮き彫りになってきたからこそ、２００４（平成16）年のＷＨＯの総会では、臓器移植ガイドラインの見直しをおこない、加盟国は貧しく弱い立場に置かれた人を守り、移植ツーリズムや臓器売買と闘うこと、また、ＷＨＯは加盟国を支援するということを求めました。実際に過去3年間、私どもＷＨＯは加盟国とともに、移植ツーリズム削減に努めてきております。法的な枠組みや統治機関という基盤があってこそ、健全な臓器移植が可能となり、人びとはその恩恵を享受し合えるのです。

中国ではその後、２００６（平成18）年の暫定《ざんてい》決議により、商業主義の臓器提供・移植が禁止されました。それにさらに規制がかけられ、移植ツーリズムも禁止しています。その結果、臓器移植をおこなう病院に権限が与えられ、生体ドナーからの臓器提供に際してはきちんと文書化された同意が必要となっています。

パキスタンではムシャラフ大統領（当時）が２００７（平成19）年９月３日、

臓器移植を規制する大統領令を公布しました。この大統領令では商業主義を非難し、神経学的基準に基づいた死の定義を書いております。つまり、それまでパキスタンにはそういった定義がなく、また角膜移植の実施に際してもアイバンク（眼の銀行）はありませんでした。

フィリピンでも、貧しい人が腎臓などの臓器を外国人に提供することが問題となっていましたが、２００８（平成20）年４月28日にフィリピン保健省は、外国人に対する生体腎臓移植を禁止とすると発表しました。

移植ツーリズムがこのように禁止される意味は、まず自分たちの国民を守るシステムを国内でつくるべきだということです。死体ドナーだけでなく生体ドナーに関しても注意深く対応し、グローバルなレベルで臓器の自給自足をしていくという責任があるのです。イスタンブール宣言はＷＨＯの執行機関でも歓迎されています。

❖臓器移植ガイドラインの中身

ノエル参考人（通訳）：臓器移植ガイドラインの内容を簡単に説明すると、まず、死体ドナー本人の同意（明示・推定いずれも）が必要であるということ、死体からの臓器の調達は、死亡の判定とは独立しておこなわれなくてはいけないということ、死亡判定は適切な基準（呼吸循環的あるいは神経学的な基準）に基づきおこなわれることとなっています。

死体ドナーからの臓器提供を最大限活用していくことは重要であり、そのためには適切な監督とフォローアップのプログラムが必要です。また、そうしたプログラムは生体ドナーにも必要です。

生体ドナーの場合、未成年者、制限能力者の保護は特に重要です。一方、未成年の死体ドナーについては、一般的な死体からの提供の評価基準と同じであり、一般的な医療に関しての認識を満たすものでなくてはいけません。

また、臓器の売買、商業主義的な目的でのあっせんはすべて禁止です。プロモーション、広告などもおこなってはいけない。臓器提供のプロセスにわずかでも疑義が持たれるような場合には移植をおこなってはならない。それから、正当化できるプロとしての手数料や配分ルールも決めないといけない。

さらに、品質、安全の担保や、トレーサビリティー（追跡可能性）、透明性や説明責任の確保がなされなくてはいけない。それこそが、安全かつ、健全な移植をおこなうために非常に重要なところです。

❖疾病防止による臓器不足への対応

ノエル参考人（通訳）：最後に、臓器の自国での自給自足についてですが、ノルウェーやスペインのような国では可能だと思われます。２００５（平成17）年のスペインでは腎臓の待機者数がだいぶ減り、移植の遅延も少なくなっています。アメリカでも、最近のアメリカの保健当局の協力により移植の待機者数が減ってきています。

必要とする人に臓器が十分に行き渡るようにするには、実は疾病《しっぺい》予防というのも非常に重要になってきます。ノルウェーでは、腎不全などの疾病の発生率が低く、移植希望者のニーズをその分満たしやすい。一方、アメリカはその四倍ほど腎臓移植の需要がある。

ですから、まず末期の臓器不全につながるような疾病の予防こそが重要です。そして、こうした患者のニーズを満たすための対策は、その国の資源と全市民の連帯意識に基づき国家的におこなわれるべきものだと思います。

ノエル氏との質疑応答

その後、出席していた各議員からノエル氏とのあいだで質疑応答がおこなわれた。私・中山太郎や数名の議員からは、日本では15歳未満の意思表示は有効とされず、15歳未満からの臓器提供ができないことについてどう考えるかなどの質問が出た。

ノエル氏は、「15歳未満だろうと15歳以上だろうと、自分の子どもが緊急に医療が必要になったときには保護者の判断が必要であるのと同じように、死んだ子どもの臓器を提供するかどうかは保護者が決められるものだ」

「死んだ子どもの臓器を提供することは、両親が自らの悲しみを和らげる一つの手法であるとも報告されている」と述べた。

医師による死の判定のあり方

議員からは、「日本には臨床的な脳死判定で『長期脳死』と呼ばれ、在宅介護を受けながら成長している子どもたちがいるが、これをどう思うか」といった小児の脳死判定基準に関する問いや、「子どもを脳死と診断されても受け入れられない親の心情をどう捉えるか」などの質問も出た。

ノエル氏は、「自分は死の判定の専門家ではないが」と前置きしつつ、「子どもの脳にまったく血流がないということが画像診断等で見られ、無呼吸テスト*など神経学的な基準をクリアした場合には、これを死と判定する十分な理由がある」「脳死の人が長期間生存するという報告には、そもそも本当に脳死判定基準を満たしていたのかという議論がある」と述べ、

「神経学的基準に基づいた死は過去30年間、もうすでに用いられている。国によって実際のテストや判定方法に差異はあるが、科学的な基準に基づく〝死〟というのは存在する」

「確かに脳死判定は慎重にする必要があるし、技術的な基準は適切な専門家集団に

よって決められるべきだが、神経学的な基準に基づいて死を宣告された子どもの臓器提供を認めるプログラムを日本は持つべきだ」と話した。

河野太郎議員は「我々のA案は、本人や家族に対し、神経学的な基準に従って死亡宣告を受けるか受けないかの権利を与えるという妥協をしている。これをどう考えるか。死亡宣告は医師の特権と考えるか、それとも、患者は死亡と宣告されない権利を持ち得るか」と尋ねた。

＊無呼吸テスト：人工呼吸器を止めて、自発呼吸の有無を調べるテスト。検査前にまず濃度100パーセントの酸素で10分間、人工呼吸をおこなう。その後、血液中の二酸化炭素の量が正常範囲（35～45ミリHgの分圧）にあるのを確認し、人工呼吸器を止める。血液中の二酸化炭素の量が60ミリHg以上になっても呼吸が観察されなければ自発呼吸はないものと診断される。ただし、この間気管支チューブにカテーテルを入れて酸素（毎分6リットル、濃度100パーセント）は送り続ける。自発呼吸がない限り二酸化炭素を外へ排出できず、そのために血液中の二酸化炭素の濃度が上がる。
呼吸を司るのは脳幹である。自発呼吸の停止は脳幹の機能が失われたことを意味するのである。

ノエル氏は、「神経学的な基準であろうと呼吸循環的な基準であろうと、医学的事実から死亡だと結論が出たなら死亡だ。死亡は死亡であり、その事実は親族に伝えられるべきである。だから、医療従事者の専門的な知識が重要になる」と答えた。

ノエル氏はさらに、「死の判定と臓器移植とは切り離すべきだ」とし、死の判定は、臓器移植とは関係ない場所でも必要とされているとも述べた。

「神経学的基準に基づく死の判定は、ＩＣＵ（集中治療室）においても必要とされている。ＩＣＵは限られた資源なので、死亡したらケアを止め、その資源を必要とする他の方々に提供する必要性があるからだ。

家族にとっても、回復の可能性がない身内をＩＣＵにずっと置き続けては費用負担が大きい。だから、死の判定は臓器を提供するかどうかとは切り離しておこなわれるべきであり、それは大人であれ子どもであれ言えることだ」（ノエル氏）

そして、臓器移植とは切り離して死の判定をおこなったうえで、臓器提供をしてほかの患者がより良い生活を送れるようにするかどうかの検討が選択肢として与えられるようにすべきだと話した。

議員からは、「角膜移植などについては、自家細胞を培養して移植する『再生医療』もおこなわれるようになっているが、再生医療が臓器移植に代わると考えているかどうか」という質問も出た。

ノエル氏は、「再生医療はまだ臨床試験レベルであり、有効性やリスクがもっと大規模に証明される必要がある。現在のところ、角膜移植は移植の歴史のなかで最も古いものであり、その有効性も証明されており、低コストでもある。一方、再生治療は、先進諸国でないような国にとってはまだなかなか手が届かないものである。コスト効率も考慮しなければならない」と述べた。

必要な社会的連帯の広まり

法改正にあたっては、臓器移植について国民への理解普及に努める内容も盛り込むことが検討されていた。議員からは、国民への啓発のあり方についても質問が出た。

ノエル氏は、次のような趣旨の回答をした。

「学校の教育現場で教えたりすることも大切であるし、スペインのようにマスコミを通じて知識や理解を広めていくという手段もある。また、市民にさまざまな誤解を与えないようにするためにも、移植の効果はもちろん問題点もオープンにしていくことが必要だ。

きちんと情報を提供することは、いつか臓器の提供をおこなう立場になったとき・臓器の提供を受ける立場になったときにどうするかを一人ひとりが考える機会になり、臓器移植に対する社会的連帯を生む」

「本人の生前の同意の形については、書面による『明示的な同意』(オプトイン)と、書面によらない『推定同意』(オプトアウト)*とがあるが、推定同意の仕組みが機能するためには、すべての市民が臓器移植について十分に知識を持つことが必要になる。

一方、明示的同意のシステムであっても、できるだけ多くの人にドナーになる意思を表示してもらうためには、やはり情報をきちんと伝えていくことが必要となる」

また、「移植医療についてはどのような機関やルートを通して臓器提供・移植がおこなわれたかという情報の透明性確保は必須であり、その意味でも、透明性を確保できない移植ツーリズムは禁止すべきものである」ともノエル氏は述べた。

A、B、C、D案と出揃う

その後、2009年（平成21年）4月21日の臓器移植小委員会では参考人質疑がおこなわれ、翌週の28日同小委員会では小委員長中間報告がおこなわれ、論点整理がなされた。

しかし、A、B、C案のいずれも否決される可能性もあると考えられた。そこで、根本匠（自民党）、笠浩史（民主党）など計7人の衆議院議員により折衷案《せっちゅう》（いわゆるD案）が5月15日に国会に提出された。

＊オプトイン、オプトアウト（制度採用国）：

オプトイン：アメリカ、イギリス、スウェーデン、デンマーク、オーストラリア、カナダ、ドイツ、日本、韓国、など。

オプトアウト：フランス、オランダ、ベルギー、スペイン、ポルトガル、オーストリア、ポーランドなどヨーロッパ諸国を中心に、シンガポールでも採用。

D案の内容は、15歳以上の臓器提供については従来法を維持するが、15歳未満の臓器提供については家族の代諾《だいだく》や第三者の確認があれば可能にするというものだ。

しかしこのD案に対しては、A、B、C案の議員から反対意見も出た。

5月22日、27日、6月5日の衆議院厚生労働委員会では論点についての中間報告、D案の提案理由説明、質疑などがおこなわれ、これで委員会審議は実質終了した。

こうしてA、B、C、Dと四つの案が出揃ったかたちになるが、内容が厳しい順に並べると、C、B、D、A。移植を待ち望む患者家族の団体は、移植機会拡大のためA案を支持したが、一方で交通事故の遺族団体などはそれに反対し、むしろ救命に力を入れるべきだと訴えた。

衆議院採決を前に

その後、衆議院厚生労働委員会の田村憲久委員長によるA、B、C、Dの四案の聴取と、各案提出者による意見表明が、同委員会採決を省略して6月9日の衆院本会議でおこなわれ、ただちに直接採決されることとなった。

委員会採決を省略しての本会議直接採決は、１９９７（平成９）年の臓器移植法制定の際にもおこなわれたが、今回は麻生太郎首相（当時）による衆議院解散が近いといわれており、委員会採決をする時間がないと判断されたためでもある。

細田博之幹事長が私に、河野洋平衆議院議長からの各党幹事長への確認要請を伝えてきた。私は早速、６月９日の本会議でA案の提案理由を述べるための手続きをした。なんとしてもA案を通したい。そのためには、A案で行くべきだと議員たちに理解してもらえるよう、最後の一押しとなる裏付けや証言が必要である。そこで、大阪・吹田の国立循環器病センター（２０１０年4月、独立行政法人化により国立循環器病研究センターに改組）の橋本信夫総長（２０１０年4月より理事長）を訪ね、A案について意見書（後出）を書いていただき、それを私が衆議院本会議場で述べる提案理由のなかに入れることを了承していただいた。

橋本総長は、その前は京都大学医学部の脳神経外科教授を務めておられ、脳死の患者を数多く診断する立場にあった。その橋本総長の意見があれば、A案提出者の私としてはこれほど心強いものはないと思った。

小児の臓器移植に道を開く決意

6月9日、いよいよ衆議院本会議での意見表明のときを迎えた。私は、これまで臓器移植法に長年にわたりかかわってきた思いのすべてを、ここに込めた。

「……臓器移植に関しまして、現行の臓器移植法が成立しましてから、はや11年あまりが経過して、現在に至っております。そのため、臓器移植を受けなければ助からない多くの患者たち、とりわけ、国内で移植が認められていない小児の患者が海外に渡って心臓移植を受ける状態が続き、今日まで、総数102人に上っております。今後は、昨年5月にイスタンブールで行われました国際移植学会において、移植ツーリズム、また、海外における移植というもののために渡航するということは国際的に認められないということが決定されました。これがWHOに報告されている状況でございます。

私たちが提案いたしました改正案（A案）は、国際的にほとんどの国で認められており、本人意思が不明な場合であっても家族の承諾により臓器移植を可能にするものであり、これによって小児の臓器移植の道も開かれることになります。

一方で、脳死を受け入れられない家族が拒否する道もきちんと開かれております。家族が臓器移植を承諾し、第一回目の法的脳死判定により脳死であると判定された後、その後の第二回目の法的脳死判定の際に家族が臓器提供を拒否した場合には、たとえ脳死と判定されておりましても臓器提供をおこなうことはできません。その場合、その患者は医療保険によって治療を引き続き受けることになります。

現在、A、B、C、Dの各案が議論されており、私どものA案に対してさまざまな意見がございます。私は、今日の日本の脳・循環器系の、権威のある、最高機関である国立循環器病センターの橋本信夫総長から書簡を預かってまいりましたが、それをこの機会に本会議の議場を通じて国民の皆様方にお知らせをしたいと思います。なお、橋本先生は、センター総長に就任される前は京都大学医学部の脳神経外科教授で、最も多く脳死を診断される立場にあった方であります。書簡の表題は「脳死議論に関する問題点」、２００９（平成21）年6月2日付けで、国立循環器病センター総長橋本信夫の名で書かれております。

――以下、橋本総長の書簡を読み上げたもの。

臓器移植法に関連して、「脳死」をめぐる議論が混乱をしている。「脳死」という言葉の意味するところが時と場合と発言者によって異なっていることに原因があると考える。すなわち、「脳死状態」と、「臨床的脳死」と、法的脳死判定で診断された「脳死」の三者が混同して、あるいはすり替えられて「脳死」として議論されているのが現状である。

「臓器を提供するときだけ脳死が人の死」であるという現在の臓器移植法のもとでのダブルスタンダードの死の定義にも混乱の原因があるが、この場合の「脳死」は、あくまでも法的脳死判定をされた後の脳死である。

現在の臓器移植法あるいはA～D案のどれにおいても「臨床的脳死」は法的に「死」ではない。したがって治療が中断されたり、「死亡」を宣告されたりするものではない。臓器提供の対象でもない。「脳死」を人の死と認めない人たちの意思が無視されることではない。

「法的脳死」は、「臨床的脳死」診断がなされた後で2回の法的脳死判定検査をおこなってなされる厳密なものである。臓器移植を前提にした場合のみ家族の同意を得ておこなわれてきたものであり、したがって、臓器移植の対象とならない15歳未満の患者に対して法的脳死判定はおこなわれたことはないはずである。すなわち、15歳未満の「脳死」患者に関するこれまでの議論は「脳死状態」あるいは「臨床的に脳死」と判断された患者についてであり、法的判定によって「脳死」とされたものではない。小児の脳死判定に慎重さが必要なことに異論はないが、法的脳死判定がおこなわれたことはないという事実は議論を進める上で重要である。

理解が混乱する原因は、「臨床的脳死」という言葉が、あくまでも臓器移植ガイドラインの中で「法的脳死判定」をおこなうために出てきた言葉であるということにもよる。「臨床的脳死」診断には無呼吸テストは不要であるが、「法的脳死判定」には無呼吸テストが必要であり、かつ2回判定テストをする必要がある。「臨床的脳死」は、臨床現場において医師が神経学的所見などから「脳死」と判断する基準と変わらない。しかし、現行法およびA～D案においても、この状態は人の「死」ではない。臓器移植に関する慎重論を考慮して、さらに「法的脳死判定」という手順を踏まなければ「死」とはされないということに、広く理解を求める必要がある。

「脳死状態」は臨床現場で、患者の状態と今後の回復の可能性について説明のためのあいまいな表現として使われている。「脳死に近いと思われる状態」から事実上「臨床的脳死」の条件を満たした状態まで定義がなく、使う医師次第である。この「脳死状態」を「脳死」として議論をおこなうことにも混乱の原因がある。この中には当然ながら「脳死」でない状態のものも含まれ、「医師に脳死と言われたが、意識を取り戻した」などというエピソードが出てくる原因と思われる。このようなエピソードを解釈する場合に、その場合の「脳死」はどのレベルで判断された「脳死」なのかを確認する必要がある。

以上、脳死という言葉の中に、

一、明確な診断基準なく現状を主観的に説明する言葉として「脳死状態」を意

味する場合と、
二、「脳死」であるとするに十分な神経学的所見を有する「臨床的脳死」と、
三、厳格な作業手順を経て判定される「法的脳死」
が混在していることを述べ、どのレベルの「脳死」を意味するのかをその都度確認しないと議論はかみ合わないことを示した。

A案のように「法的脳死」をすべて「人の死」とする場合であっても、家族の同意がなければ判定作業そのものがなされないので法的に「脳死」の診断が下されることはないことは強調されるべきである。逆に、尊厳死を求める人たちにとって、脳死判定はその意思の具現化の手段でもある。したがって、「脳死は人の死である」とすることによって、脳死を人の死と認める人たちにとっても、認めない人たちにとっても、リビングウィルを尊重できるシステムをつくることができると考える。

※傍点は本書筆者

——以上であります。」

こうして、私は意見表明を締めくくった。

賛成多数でA案が衆議院可決

A、B、C、Dと四つも案が出揃い、このままで票が分散し法案は通らないのではないかという危惧が生まれた。私は提案者たちに話をし、B案の提案者である公明党衆議院議員の斉藤鉄夫政調会長からは、「中山先生、A案でもよい。成立させましょう」という言葉をいただくことができた。

6月18日、衆議院本会議にて、法案が提出されたA、B、C、Dの順に採決がおこなわれた。採決の方式は、各議員の名前を明らかにしておこなう記名式投票で、賛成票を過半数得た案が出た時点で採決を終了し、残りの案は投票が実施されないまま廃案になる。

マスコミでは「どの案も過半数は取れないのではないか」とも書かれたが、私たちのあいだには事前の票読みから「A案が通るのではないか」という期待があった。しかし、油断はできない。

前回の臓器移植法制定時と同じく、共産党を除く全政党が党議拘束を外して投票に臨んだ。

まずA案が採決された。結果は投票総数430、賛成263票、反対167票で、賛成票多数。この時点で早くもA案が可決・衆議院通過となった。ほかのBCD案は投票がなされることなく廃案になった。私はひとまず安堵した。A案の賛成票の多くは自民党によるものだった。

E案、修正A案が参議院に提出

A案はただちに参議院に送付された。しかしその頃の参議院は、民主党など当時の野党が過半数の議席を確保しており（いわゆる「ねじれ国会」）、A案には反対の議員が多かった。

6月23日、改正に慎重な千葉景子・民主党議員（当時）、川田龍平・無所属議員（当時）ら九人の参議院議員が、「臓器移植法は改正せず、内閣府に臨時調査会を設置して、一般的に脳の回復力が強いとされる子どもの脳死判定基準について一年かけて検討する」という案（いわゆるE案）を提出した。

これに対し、A案否決を回避するために、自民党の南野知恵子（自民党）、西島英利（自民党）、衛藤晟一（自民党）、谷博之、小林正夫（民主党）、山本博司（公明党）らの参議院議員が、A案の修正案（修正A案）を7月7日、参院厚生労働委員会の辻泰弘委員長に提出した。

修正A案では「臓器移植する場合に限って脳死を人の死とする」という従来法を維持する一方、年齢制限を撤廃することや臓器提供の条件はA案どおりとしている。また、法施行3年後の見直しや、被虐待児の確認方法の検討をただちに始めること、子どもの脳死判定に十分配慮することなども付則に盛り込んだ。

参議院厚生労働委員会での審議は6月30日、7月2日、6日、7日、9日の計5日間開催され、合計23時間にわたり各案の趣旨説明や質疑応答などがおこなわれた。

このうち7月9日の質疑では、古川俊治参議院議員（自民党）が修正A案を評価しつつも「A案とどこが違うのか」と質問した。これに対し、修正A案の提出者の1

人である西島英利参院議員（自民党）は、「六条二項の一部の文言を削除せず、*『臓器移植に限り脳死を人の死とする』と明確化している点がA案と違う」と述べた。しかし修正A案に対しては、「脳死は人の死」と考えるA案支持者からも、それに強く反対するE案支持者からも批判が出た。

その後、衆議院同様に厚生労働委員会採決を省略し、7月10日に参議院本会議で中間報告をおこない、本会議で直接採決されることとなった。参院議院運営委員会は10日の理事会で、本会議採決を7月13日にすると決めた。

＊六条二項の一部の文言を削除せず：〈2　前項に規定する「脳死した者の身体」とは、その身体から移植術に使用されるための臓器が摘出されることとなる者であって脳幹を含む全脳の機能が不可逆的に停止するに至ったと判定されたものの身体をいう。〉の中の〈その身体から移植術に使用されるための臓器が摘出されることとなる者であって〉を指し、その文言の削除が一律に「脳死は人の死」とすることを目的としているのではないかと論議を呼んだ。

歴史的な日——A案が可決・成立

7月13日、ついに参議院本会議での採決の日を迎えた。時間は午後1時から。私は少し早めに行って傍聴席に座った。

江田五月参議院議長のもと、採決が始まった。参院は電子投票（押しボタン式）による採決なので、結果はあっという間に出る。衆議院同様、共産党以外の全政党が党議拘束を外して採決に臨んだ。

採決は、修正A案、A案、E案の順におこなわれる。修正A案かE案が可決された場合には、衆議院での再議決をすることが必要になる。しかし、衆院解散がささやかれており、そうなると廃案になる可能性があった。一方、修正A案もE案もA案もいずれも否決された場合は、両院協議会で新たな成案が得られなければ、衆院を通過したA案も廃案になる可能性があった。

まず修正A案について投票がおこなわれた。が、反対多数で否決された。次にA案が採決された。結果は、投票総数220票、賛成138票、反対82票と、賛成が圧倒的多数で可決し、A案が「臓器の移植に関する法律の一部を改正する法律」（改正臓器移植法）として成立した。E案は採決されずに廃案となった。

この瞬間、私は政治家として、また医師としての満足感に満たされた。と同時に、臓器移植は尊い命を失ったうえで成り立つものである。命に対する厳粛な思いも私たちは忘れてはならないとあらためて思った。

傍聴者の中には、移植を待つ患者・家族と、一方で移植に反対する団体などの姿もあった。A案可決に、反対していた人たちは落胆の涙を見せ、一方で移植を待ち望む患者・家族たちの目からは喜びと感無量の涙があふれていた。

この国会審議のあいだ、大阪大学心臓血管外科の福嶌教偉病院教授は、日本移植者協議会の大久保通方氏とともに、議員会館を連日連夜訪れ、各党議員に法案への協力を個別に要請されていた。こうしてさまざまな方々が努力されてきた事実は、日本の臓器移植の歴史のなかに永久に記録されることであろうと私は考える。

改正臓器移植法のポイントをあらためて整理すると、次のようになる。

〈脳死判定・臓器摘出の要件〉

【旧法】

・本人が臓器提供する・法的脳死判定を受けると生前に書面で意思表示しており、家族がそれに同意している又は家族がいないこと

【改正法】

・本人が臓器提供すると生前に書面で意思表示しており、それに家族が同意している又は家族がいないこと

・本人の意思が不明（拒否の意思表示をしていない場合）であり、家族の書面による承諾があること

※ただし、上記二つの場合とも、本人又は家族が法的脳死判定を拒否していたら臓器提供はできない。

※「家族」の範囲は原則として、配偶者、子、父母、孫、祖父母と同居の親族とされ、これらの代表者となるべきものによって「遺族」としての「総意」が取りまとめられる。

〈小児の取扱い〉

【旧法】

15歳以上の者の意思表示を有効とする。よって15歳未満の者からの臓器提供は不可

※臓器移植法ではなく、ガイドライン（「臓器の移植に関する法律」の運用に関する指針）のなかで記載。

【改正法】

家族の書面による承諾により、15歳未満の者からの臓器提供が可能となる

〈被虐待児への対応〉

【旧法】

規定なし

【改正法】

虐待を受けた児童から臓器が提供されることのないよう適切に対応

〈普及・啓発活動等〉

【旧法】

規定なし

【改正法】

運転免許証、被保険証等への意思表示の記載を可能にする等の施策

〈親族に対する優先提供〉

【旧法】

当面見合わせる

※臓器移植法ではなく、ガイドライン（「臓器の移植に関する法律」の運用に関する指針）のなかで記載。

【改正法】

臓器の親族への優先提供の意思表示を認める

以上である。なお、これまでガイドライン（「臓器の移植に関する法律」の運用に関する指針）の中に記され、〝法的脳死判定をしたら脳死と判断されうる状態〟を意味していた「臨床的に脳死」という言葉は、混乱を招いたとしてこの度ガイドラインより削除され、代わりに「法に規定する脳死判定を行ったとしたならば、脳死とされうる状態」という言葉に改められた。

成立から1年後の施行

改正臓器移植法は7月17日に公布され、施行日は1年後の2010（平成22）年7月17日となった。

旧臓器移植法が制定されたときには、公布から施行までの期間は3カ月だった。それが今回の改正法では1年という期間を空けたのは、子どもの臓器提供が新たに始まることに備え、小児の法的脳死判定基準や被虐待児対応のあり方を十分に検討する必要があるという意味もある。

一方、新たに盛り込まれた「親族への優先提供」の部分だけは、半年早い２０１０（平成22）年1月17日から施行されることとなった。

「親族」の範囲は〝親子と配偶者〟とされた。ただし、事実婚の配偶者は除く。養子・養父母については、民法上の特別養子縁組によるケースに限って認める。また、親族に臓器を提供するために自殺する人が出ないよう、優先提供の意思表示をして自殺した人は対象外とされた。２０１０（平成22）年5月22日には、改正法施行後初の「親族への優先提供」（心停止後の夫から妻への角膜提供）がおこなわれた。

7月17日からの全面施行に向けては、さまざまな準備や検討が進められた。15歳未満からの臓器提供が可能になったことに伴い、脳死下臓器提供ができる施設（法的脳死判定と臓器摘出が実施できる施設）は従来の4類型に加え、小児専門病院である「日本小児総合医療施設協議会の会員施設」（全29施設）も新たに認定され、合計5類型となった。

また、15歳未満の脳死下臓器移植をおこなう施設も新たに認定された。なかでも心臓移植に関しては東京大学病院、大阪大学病院、国立循環器病研究センターが認定され、うち大阪大学と同センターは10歳以下の小児の心臓移植施設として特定された。

厚労省研究班では小児脳死判定や虐待児対応のあり方についての検討がおこなわれた。小児脳死判定については、２０００（平成12）年に厚労省の研究班がまとめた「小児における脳死判定基準」（小児脳死判定基準）を法的脳死判定規準として採用することになり、臓器提供施設では被虐待児（児童福祉法で児童とは18歳未満）の発見の体制を整え、児童相談所・警察と連絡手続きをおこなうことなども示された。

今後も増える家族の承諾による提供

２０１０（平成22）年８月10日、法改正後初めての脳死下臓器移植がおこなわれた。ドナーとなったのは20代の男性で、交通事故による外傷で脳死に陥ったという。生前、臓器提供について意思表示カードによる「書面での」意思表示はしていなかったものの、テレビで臓器移植に関する番組を見た際に「自分なら臓器提供するだろう」という趣旨の言葉を家族に言っていたといい、家族の承諾により今回の臓器提供となった。

これは、「本人が生前に書面による意思表示をしていなかったとしても、家族の決定により臓器提供できる」こととなった改正臓器移植法下だったからこそ実現したことであり、もし「本人が生前に書面で臓器提供の意思表示をしていた場合に限る」としていた改正前の臓器移植法下であったならば実現しなかった。

男性の心臓は国立循環器病研究センターで20代男性に、肺は岡山大学病院で20代男性に、肝臓は東京大学病院で60代女性に、片方の腎臓は群馬大学病院の10代男性に、もう片方の腎臓と膵臓は藤田保健衛生大学病院（愛知県）の50代女性に提供された。

無事に移植を終えたレシピエントからは、「ドナーとなってくれた方の分まで生きたい」というコメントがマスコミを通じて紹介された。

この報道を、私は感無量の思いとともに、こうして救われた命は一つの尊い命が失われた上にあることを考え、厳粛な思いで受け止めていた。

以後、脳死下臓器提供の数は増え続け、２０１１（平成23）年2月27日までにすでに36件の「本人の書面による意思表示がなく、家族の承諾による脳死下臓器提供」が

表　脳死下での臓器提供の実施状況について

	提供者数・人（注1）	うち脳死下	移植実施数・件（注1）	うち脳死下	移植希望登録者数・人（注2）
心臓	97 （27）	97 （27）	97 （27）	97（※1） （27）	165
肺	78 （22）	78 （22）	96 （29）	96（※1） （29）	148
肝臓	99 （36）	99 （36）	106 （39）	106 （39）	324
腎臓	1,230 （86）	116 （38）	2,265 （181）	228（※2） （75）	12,130
膵臓	94 （30）	92 （30）	94 （30）	92（※2） （30）	179
小腸	9 （3）	9 （3）	9 （3）	9 （3）	5
眼球（角膜）	12,898	47	20,928	92	2,562

（注1）提供者数、移植実施数は、1997（平成9）年10月16日（臓器移植法施行日）から2011（平成23）年2月28日までの累計。ただし、括弧内は2010（平成22）年7月17日（改正臓器移植法施行の日）から2011（平成23）年2月27日までのあいだの臓器移植の実施数等の累計である。
（注2）移植希望登録者数は2011（平成23）年2月28日現在数。
（※1）心臓と肺を同時に同じ人に移植した事例1件を含む。

（※2）膵臓と腎臓を同じ人に同時に移植した事例80件（うち脳死下は78件）を含む。

おこなわれている（法改正後の実施例としては39例目）。1997（平成9）年10月に臓器移植法が施行された際には、最初の脳死ドナーが現れたのは法施行後1年以上も経過したときだったことを考えると、目を見張るような違いである。

私と臓器移植（3）

〝けじめ〟と〝恩返し〟のつもりで

河野太郎
自由民主党衆議院議員

2002（平成14）年4月に私は、C型肝炎による重度の肝機能障害を患っていた父・洋平に、自分の肝臓の一部を提供する手術（生体部分肝移植）をしました。

当時わが家ではすでに母ががんで他界しており、助ける手立てがないまま見送った状態だったので、私と弟・妹は「父は助かる手段があるのであれば助けたい」と考え、思いついたのが「移植」という選択肢だったのです。

私が議員に初当選した翌年の1997（平成9）年に臓器移植法が国会に提出され、その議論の際に私は移植について一生懸命勉強していたので、「もしかして移植なら助かるのでは」と頭に浮かんだのでした。

当時父がかかっていた順天堂大学病院の医師に尋ねてみたところ、実は移植という手段がベストなのだが、なかなか医療側からは切り出せない話だったと言い、それならばと私たちは決意したのです。

97年法制定時は反対の立場だった

とはいえ私は、1997（平成9）年の臓器移植法制定の際は反対の先頭に立ち、父にも説得して反対票を投じさせた者です。

なぜ当時反対していたかというと、法律案の第六条（3項）に「脳死の定義（判定）を厚生省令で決める」という内容の条文があって、私自身は「本来こうした定義は役人ではなく医師の世界で決めるべきものだ」という考えでいるからです。

折りも折り、厚生省は数々の医療問題に見舞われ、薬害エイズの際には重要な資料を隠しながら、それまでの自分たちの政策の非を認めないような態度に、とても人間の生死に役所は関わらせられないとの思いも正直ありました。

そこで、問題の条文を削除した法案を作って衆議院に提出しようとしたのですが、

「党内手続きが要る」「自民党は中山案で行くから」と言われ、提出できませんでした。「党議拘束をかけないと言っていたはずなのに、おかしいじゃないか」と私は猛烈に反対して、衆議院厚生委員会では1、2時間も質問して、1997（平成9）年4月の町村信孝・衆議院厚生委員長（当時）の中間報告の際もやじりっぱなしだったので、「やりにくかった」と後で周りからもずいぶん言われました。

しかし、自分で移植をやってみて、第六条はもちろん問題だけど、その前に脳死移植が進まない現状の制度はもっとまずいと痛感したのです。

私が手術した際は、「肝臓は切っても元に戻る」「ドナーは死なない」ということだったので移植に踏み切ったのですが、その後、実はドナーの2人に1人には後遺症が残り、8人に1人には重篤な後遺症が残っていると知り、さらに京都大学病院ではドナーが亡くなるという出来事がありました。

もしその後だったら私も臓器提供はしなかったでしょう。また、肺や膵臓などの生体間の移植もおこなわれており、その場合は肝臓とは違ってドナーの臓器は再び再生することはなく、機能低下など何らかの問題が起きる恐れがあると知りました。

私自身も、術後は肝臓を切り取ったあとの隙間《すきま》に胃が落ち込んでしまい、胃カメラを飲んで胃を引っ張り上げる処置をしましたし、肝臓が大きく戻ったいまでも、バリウム検査をすると胃がねじれていると言われます。食べる量も減りました。まぁ、親父からは「いままでが食いすぎだったんだ」と言われますが……。

息子が小さいときは膝に乗せて靴下を履《は》かせようとすると、やはりお腹の筋肉がつって「痛てて……」となったりしましたし、いまも満員電車で変な格好でつり革を持ったり押されたりするとお腹の筋肉がつって痛みが走り、電車をいったん降りてお腹を一生懸命伸ばしています。

やはり、生きている体にメスを入れる生体間の移植よりも、脳死移植を進めないといけない。術後さっそく中山太郎先生のところに行って、「以前はすみませんでした。自分で肝臓を提供してみて、臓器移植法の改正が必要だと思いました」と申し上げました。

中山先生は「君にはずいぶんやられたけど、実際に経験した君の言うことには説得力があるから、けじめと恩返しのつもりで先頭に立ってやりなさい」と言われ、「はい。なんでもやります」と私も答えました。

その後、父は回復し、衆議院議長の職に就きました。中山先生は「衆議院議長が表に積極的に出て、〝移植をするとこんなに元気になるんだ〟ということを世の中に見せていくのが大事だ」と父に言いに来られました。それは、せがれの私が言うよりも説得力があることでした。

思わぬ反響も

移植をして、費用の問題も痛感しました。私たちが手術した当時は、移植はまだ保険適用ではなく全額自費でした。私が父に移植の話を持ちかけたときも「俺は腹を切るから、親父は自腹を切れ（笑）」なんて言っていました。

結局、数百万円かかり、これではお金のある人しか移植を受けられないと私も父も思い、術後、厚生労働省の課長を呼んで移植を保険適用とするように求めました。

厚生労働省からは「どの範囲までを保険適用にするおつもりですか？」と聞かれましたが、父は「全部だ。お金のない人は死んでもいいとでも言うのか」と詰め寄ったのです。移植を受けた人間が言う言葉には、さすがにすごみがあったと思います。その後、移植は生体も含めほとんどが保険適用になりました（生体肝移植は２００４年１月に対象とする疾患が大幅に拡大された。脳死肝移植の保険適用は06年４月）。

これで多くの人に喜んでもらえる……と思ったのですが、実際はそうとも限らず、「臓器を提供するのが恐いから、お金を理由にしてこれまで避けていたのに、これからどうしてくれるんだ」というメールや手紙もいただきました。そういう方には、「臓器提供は無理してするものではない。したくなければ医者に正直にそう言えばいいんですよ」と返事を書いて送りました。

会社を経営されている方からは「臓器提供のために1カ月も仕事を休むことはできない」という手紙も寄せられました。そのお気持ちはわかります。私も手術当時は総務大臣政務官の任に就いており、国会会期中に手術のために1カ月も休むのはためらわれたため、当時の片山虎之助総務大臣に辞表を持っていったことがあります。

ところが、実は大臣の弟さんがお母様から腎臓移植を受けたことがあり、お母様も元気に90歳近くまでご存命だったそうで、「辞表はいらない。それよりも早く元気になって戻って来なさい」とむしろ励まして送っていただいたのでした。

法改定に向けて動く

術後の2002（平成14）年10月、「実際に移植を経験した者の意見が必要だ」と推され、私は自民党の政務調査会、「脳死・生命倫理及び臓器移植調査会」の会長代理の職を任されることとなり、父もその顧問に就きました。

また、私のほか、同じ神奈川県出身の山内康一議員（当時自民党・現在みんなの党）、公明党の福島豊議員（当時）、斉藤鉄夫議員の４人の衆議院議員で臓器移植法についての勉強会も設けました。

医療関係者も呼んで勉強したのですが、当の医師や看護師から「脳死の人は体も温かいのに本当に死んでいるのか」という発言が出てきて正直驚きました。医療関係者がこのような状態でなければ、政治家がここまでやらずに済んだと思います。

２００３（平成15）年11月、私は改正臓器移植法に関する「河野私案」を発表しました。その内容は、「脳死＝人の死とする」「本人の生前の意思が不明でも家族の承諾だけで脳死体からの臓器移植を可能とする（家族の忖度を認める）」「15歳未満からの臓器摘出も認める」というものです。

しかし、「脳死＝人の死」とすることには相変わらず強い抵抗の声が上がりました。このままでは法案は通らないと危惧した福島議員が「法的脳死判定を拒否することもできる」という項目を盛り込むことを提案してくれました。

満足とはいかないが、一歩前進させるためには仕方がありません。それを受け入れ、「中山案」（のちのA案）として国会に提出しました。

一方、斉藤鉄夫議員は、脳死移植に慎重な人たちの意見を汲む方向に向かい「臓器提供の意思表示が可能になる年齢を15歳以上から12歳以上に引き下げる」というB案を提出しました。

お互いの立場は変わりましたが、勉強会はこれまでどおり一緒に続けていこうと私は斉藤議員に言いました。後で斉藤議員からは「あのときそう声をかけてもらえてよかった」と言われて、それがいまでも印象に残っています。

審議入りが遅れた理由

A案・B案は2005（平成17）年8月に国会提出されたものの〝郵政解散〟で即日廃案になった。06（平成18）年3月に再び提出されましたが、その後も審議はなかなか進まず、C案、D案と新たな案が出てきました。

ですが、各地で脳死移植を推進する患者団体などが頑張って運動してくださっていたので、A案が通る可能性が高いとの見方が議員の間に広がっており、反対派は審議入りを拒否していました。C案、D案と出てきたのは、審議を遅らせるためだったと私は考えています。

また、97年法成立の際はまだ「厚生省」であり「厚生委員会」での審議でしたが、2001（平成13）年1月の省庁再編で「厚生労働省」となってからは医療も雇用も年金も法案はみな「厚生労働委員会」で審議されることになり、しかも議員立法の法案の審議は政府法案の審議の後になるので、なかなか改正臓器移植法審議の順番が回ってこなかったというのも、審議が遅れたもう一つの原因です。

そこで、厚生労働委員会のなかに「臓器移植に関する法律の一部を改正する法律案審査小委員会」というものが新たに設けられました。しかし、その小委員会でも反対派の声は強く、さらには生体ドナーの保護に関する項目も入れるべきだなどという声も反対派から上がり始めてきました。

生体まで範囲を広げて審議していてはますます法改正が遅れる。とにかくまずは脳死移植の道を早く開くことが先だと私は訴えました。

ようやくこぎつけた2009（平成21）年6月の衆議院の採決では、冒頭で当時の野党・民主党が反対票を多く投じていたので「どうなるか」とややハラハラしながら投票を見守っていたのですが、続く自民党の投票では賛成票が多く投じられたので、「これならいける」とA案通過を確信しました。

次の参議院では押しボタン式投票だったので、結果はあっという間に電光掲示板に表示されるかたちです。表示が出た瞬間はあっという間すぎてどうなったかわからなかったのですが、通過したとわかって思わず「やった！」と声を上げて両手でガッツポーズをしてしまいました。

並んで座っていた中山先生からは「傍聴席ですからお静かに」と言われ、議場にいる議員たちからも振り返って見られてしまいましたね（笑）。いろいろ協力してくれた蓮舫参議院議員とも目が合って、手を振りました。

本来は医師の世界で決めること

ところで、通過したA案では、「家族への臓器の優先提供が認められた」と報じられていますが、この言い方は決して正確ではありません。

正しくは「優先提供は『原則禁止』。そのうえで、親子間と夫婦間については『例外として』認める」というものです。しかも、それがおこなえるのは親子や夫婦がすでに移植の待機登録をしているケースですから、実際にはごくまれにしか起こりえないでしょう。

私は父に肝臓を提供すると決めた際、脂肪肝《しぼうかん》かもしれないと医師から言われ、それを改善しようと毎日運動したり食事に気をつけたりしました。そうしている最中にもし私が交通事故などで脳死となり、私の肝臓が父ではないほかの人のところへ行くとなったらどうなるか。やはり父に提供したいではないかと考え、親子間と夫婦間だけは例外的に優先提供を認めようと考えたのです。

臓器移植法が改正されたいま、次の見直しはどうするかといえば、やはり第六条（4項）の部分は削除して、「脳死の定義」や「脳死＝人の死」とするかどうかは医師たちが決めるべきだと私は考えています。また、現行の臓器移植法には規定のない生体間での移植や組織移植のあり方も医師の組織が決める。

一方、政治や行政の役割は、そうして医師が決めた医療に対し保険を適用させるか・させないかなど政策に関わる部分を決めていくことです。

そうした仕組みが成り立つにはまず、医師の組織が純粋に「日本の医療のあり方とはこういうものだ」と示して統治できる機関になることが求められていると思います。

河野太郎（こうの・たろう）

1963年1月生まれ。

1981年慶応義塾大学経済学部入学。

1982年米国ジョージタウン大学入学、比較政治学専攻（85年卒業）。

富士ゼロックス株式会社、日本端子株式会社勤務を経て、1996年10月20日第41回衆議院総選挙にて神奈川第15区で初当選、現在5期目。2002年4月生体部分肝移植のドナーになって父親に肝臓を提供する。05年議員立法で臓器移植法改正案を提出（09年7月成立）。

これまでに、総務大臣政務官（2002年1月）、法務副大臣（05年11月）、衆議院外務委員長就任（08年9月）を歴任し、09年9月には自民党総裁に立候補、次点となった。

現在は、衆議院決算行政監視委員会筆頭理事、外務委員会委員のほか、自由民主党影の内閣「行政刷新・公務員制度改革」担当大臣。

そのほか法政大学大学院政治学研究科客員教授として「政治権力論」の講義を担当。

終章

アジアの臓器移植ネットワークをつくる

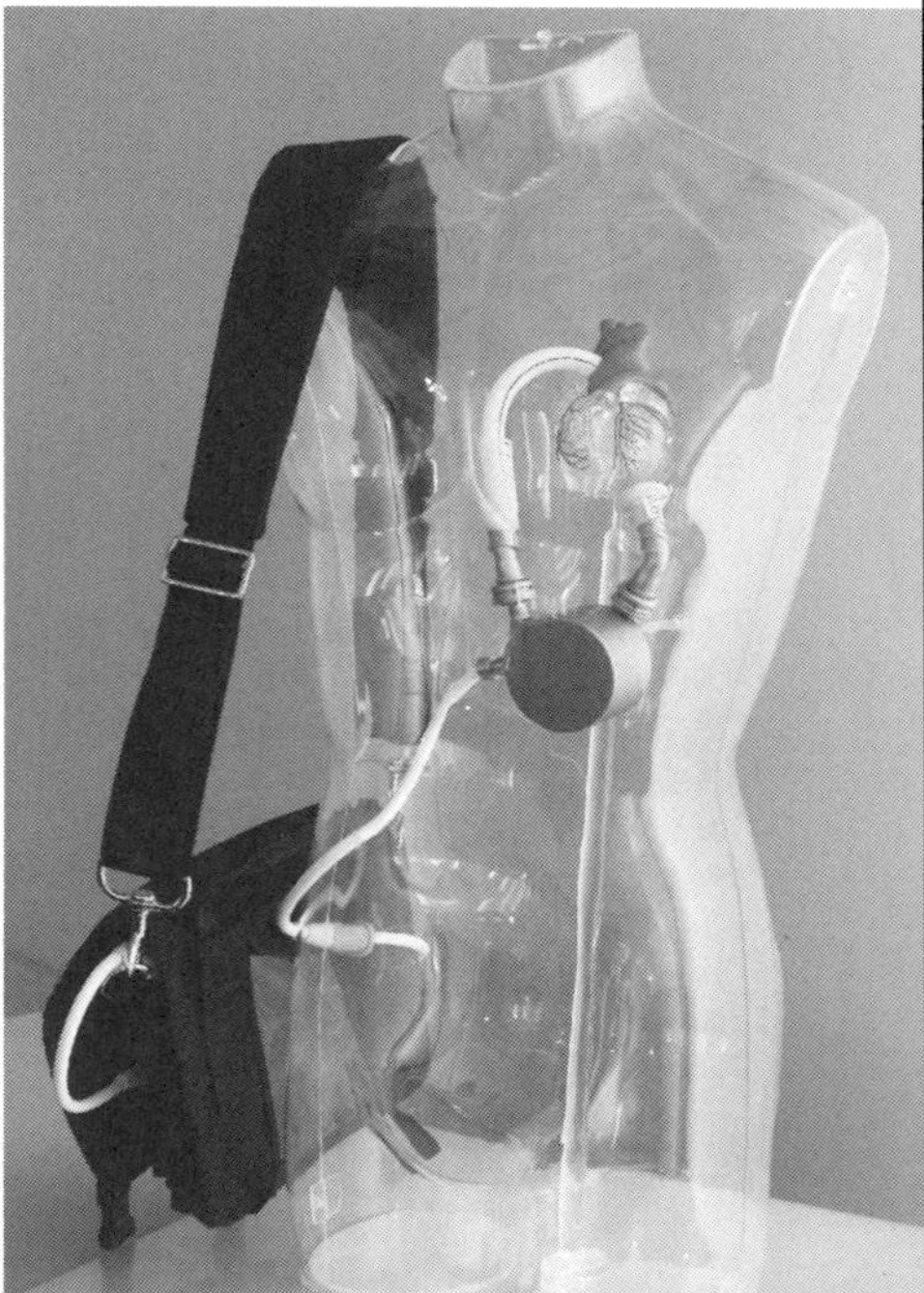

臓器移植を進める一方で、移植のための“ブリッジ（つなぎ）”ともなる人工臓器の開発・製品化も急がれる。扉・写真は2010年12月、日本国内での製造販売承認がおりたテルモ社製の体内埋め込み型補助人工心臓“デュラハート”である。国内で心臓移植を待つ患者は平均807日間（最長1498日／日本移植学会『ファクトブック2009』より）を、この装置を装着し過ごすことになる。

また同じ時期にやはり国内での製造販売承認を得たものにサンメディカル技術研究所製の“エヴァハート”がある。日本企業による製品という点と、体内埋め込み型の補助人工心臓という点で“デュラハート”と共通している。（写真提供／テルモ株式会社）

改正臓器移植法が成立してから施行されるまでの1年のあいだに、政治の世界でも大きな変化があった。それは、自民党が野党に転じたことだ。

まず、改正臓器移植法が参議院で可決・成立してから8日後の２００９（平成21）年7月21日に、麻生太郎首相（当時）が衆議院を解散。これに先立つ7月12日には東京都議会議員選挙で自民党が敗退し、民主党が圧倒的勝利を収めていたという状況であり、自民党にとっては逆風がふく中での衆議院総選挙への突入となった。

そして、8月30日の投票では民主党が圧勝し、自民党は野党となったのである。

84歳となっていた私は、自民党が設けた70歳定年制のため比例区から出馬できず、小選挙区のみで戦うことになり、結果、議席を守ることができなかった。

しかし、私にはまだやらねばならないことがある。その一つが、法改正後の臓器移植のさらなる普及のために働くこと、より具体的に言えば、アジアにおける臓器移植の国際的なネットワークを構築することである。

オランダのライデン大学にある欧州のユーロ・トランスプラント、北欧のスカンジナビア・トランスプラント、北米及びカナダのUNOSなどのような臓器移植のネットワークを、アジアにもつくることがぜひ必要だと、私はかねてより思い描いていた。臓器移植法が改正されたいま、日本のために、そしてアジアのために私たちが次にめざすべきものはそこにあると考える。

私がアジアでの臓器移植ネットワーク構築をめざすのには、もう一つ目的がある。それは、この臓器移植ネットワークを通して、アジア各国の国民の〝心のネットワーク〟を構築することだ。

目に見えるモノが国境を移動するネットワークならこれまでもあっただろう。しかし私が期待しているのは、臓器を提供する人・必要とする人のことを、国境を越えて互いに思い合う心のネットワークなのである。

序章で、「沖縄を愛した証に」という言葉とともに、臓器の提供の意思を家族に言い遺していたパケット大佐のことについて触れた。パケット大佐が提供した腎臓と角膜によって4人の患者が救われたわけだが、この話を美談のようにしてしまってはパケット大佐は決して諒としないであろう。

大佐が臓器提供をおこなったのは、「人間愛」に基づいたものであり、もっと言えば「人間は生まれたときから社会のために貢献する〝ドナー〟である」といった考えをもっていたのではないか。

大佐にとって、沖縄は第二の故郷のような存在であり、故郷に対するひとつの貢献(恩返し)として臓器の提供を思い付いたのだ、と私は理解したのである。

ノエル氏との再会に

2010（平成21）年6月下旬～7月初めに、私はスイスのジュネーブを訪れ、2年ぶりにWHOのノエル氏と懇談した。アジアでの臓器移植ネットワークの構築を実現するには何が必要か、意見を交換するためである。

ノエル氏は、「アジアでのネットワークづくりにあたっては、移動距離と移動手段がまず問題になる」と指摘した。アジアは広い。そして各国が海で隔たれており、特に日本はどの国とも陸でつながっていない。医療チームの移動や臓器搬送に際しては陸路ではなく絶対に飛行機での移動が必要となり、限られた時間でいかに迅速に臓器搬送等をおこなうかがカギとなる。

また、アジアはヨーロッパに比べて社会・生活・文化が多様である。宗教も多様だ。日本はいうなれば神道・仏教の国家であり、フィリピンは全体の9割がカソリックだが、ミンダナオ島まで下るとイスラム教徒が多くなる。インドネシアとマレーシアはイスラム教。シンガポール、ミャンマー、タイ、ラオス、ベトナムは仏教で、韓国はキリスト教が多い。もちろん、以上は大雑把な区分けではあるが、アジアにはさまざまな宗教があり多極化している。

ヨーロッパが臓器移植ネットワークをいち早く作ることができ、さらには欧州連合のような共同体を成立させることができたのは、一様にキリスト教圏だったからだといえる。さまざまな宗教・文化が混在しているアジアで、いかに互いの違いを乗り越え、同じ理念の上に臓器移植のネットワークをつくっていくか、それは大きな挑戦だ。

さらに、死刑囚がドナーにされている中国のように、臓器移植に関する法整備や取締りが十分でない国もある。ネットワーク作りにあたっては、まずこうした国々の法制度の整備が必要にもなる。

こうした課題があるなかでネットワークをつくるにはどうしたらいいのか。ノエル氏との話から私が導きだした答えは、臓器移植の研究を連携しておこなう仕組みをまず作る。たとえば、そのために各国の医科大学を結びつけ、大学間の連携を土台として、将来のアジアでの臓器移植ネットワークを具体化していくのである。

いま目の前に詳細なプランがあるわけではなかった。とにかく行動を起こすところ、そして関係作りから始めていこうとの肚《はら》だったのである。

虚血時間との闘い

しかしながら、その実際の可能性というのは、現時点でどれほどのものなのだろうか。国立循環器病研究センターの橋本信夫理事長の協力も得ながら、臓器の搬送を中心に（日本でドナーが現れたという前提で）簡単なシミレーションを表のごとくおこなってみた。

臓器の摘出は、冷却した保存液を血液の代わりに臓器へ注入しておこなわれる。臓器によって摘出後保存できる時間は違い、保存時間が一番短い心臓の場合だと4時間以内といわれている。運ばれた心臓は移植を待つ患者に植えられ、血液が流されて心臓が再び動きはじめる。この間の時間も含めての4時間であるので、結局、搬送にかけられる時間は2時間から2時間半がせいぜいとなる。チャータージェット機やヘリコプターがそのために使われている。

だが、国外となると、どうだろうか。たとえば、関西国際空港からソウルまで直行便で1時間50分、台北へは2時間50分余りかかる。これは空港から空港へ飛んだだけの時間であり、それぞれの国内での搬送に要する時間を加味していない。結果、心臓の搬送に関してはソウルが限界であろう。

表

臓器	虚血許容時間	搬送の対象となる国
心臓	4時間	韓国（ソウル）
肝臓	12時間	韓国（ソウル）、台湾（台北）、フィリピン（マニラ）、中国・香港、シンガポール、タイ（バンコク）
肺	8時間	韓国（ソウル）、台湾（台北）、フィリピン（マニラ）、中国・香港
腎臓	24時間	韓国（ソウル）、台湾（台北）、フィリピン（マニラ）、中国・香港、シンガポール、タイ（バンコク）
膵臓	24時間	韓国（ソウル）、台湾（台北）、フィリピン（マニラ）、中国・香港、シンガポール、タイ（バンコク）
小腸	12時間	韓国（ソウル）、台湾（台北）、フィリピン（マニラ）、中国・香港、シンガポール、タイ（バンコク）

※虚血とは、血液の流れが遮断された状態

また、この搬送をおこなうのは、移植候補となった患者のいる海外施設から派遣されてやってくる医療チームである。もちろん、心臓以外に移植可能な臓器があれば、臓器ごとにこうしたチームが編成され各国から（この場合日本へ）やってくるわけである。

医療チームは現地に到着するとすぐに、提供される臓器が移植に適したものであるかどうかの確認と最終判断をおこない、臓器の摘出手術に臨む。多臓器の摘出の場合には、心臓のチームと、それ以外のたとえば肝臓・腎臓のチームとが一緒に手術場に入りほぼ同時進行で臓器摘出の作業をおこなう。

海を越えやってくる医療チームをとりまとめるというのは、口で言うほど簡単ではないであろう。シミレーション通りにいかないこともしばしばだろうし、不測の事態への対応力もこれまで以上に問われる。まして、脳死を管理・維持するのは難しく急変する場合も少なくない。いつ心停止になるかわからない状況にある。

搬送は、こうしたすべての事柄がクリアされた上で、おこなわれるのである。

チーム医療に基づいた豊富な経験

脳死移植の難しさは、移植手術そのものではなく、術後の管理（感染予防や免疫抑制剤など薬剤の微調整）にあるとよく言われる。

極論だが、海外で修行を積んだ腕のいい外科医が一人いれば移植手術はできるかもしれない。しかし、術後の患者を診るのは内科医や薬剤師、看護師らであり、彼らが移植手術後の患者に起きるさまざまな事態に通じ対処法に慣れていなければ、外科医がどんな素晴らしい手術をおこなったとしても患者は救えない。チーム医療が求められる所以であるし、チーム医療に基づいた豊富な経験こそが高度な医療技術を支えてもいるわけである。

いま仮に心臓に限ったとして、日本の国立循環器病研究センターと同等の医療レベルを誇る施設がアジアにはいったいどれほどあるのだろうか――。

私の質問に対して橋本理事長からは、韓国の蔚山大学校医科大学（Asan Medical Center／Ulsan University）、ソウル大学校医科大学（Seoul National University College of Medicine）、台湾の国立台湾大学（National Taiwan University）などの名前があがった。これらの施設とは交流もあるそうだ。

なお、シンガポールの医療水準は高く、それは移植の実績からもうかがえる。人口は約４７０万人と日本の25分の１の人口にもかかわらず、１９８９―２００７年までの移植件数は心臓で44件（心肺同時移植3例含む）、腎臓1238件、肝臓は245件〈トランスプラント・コミュニケーションDATAより〉に及ぶ。香港もやはり人口に対しての移植実績は高い。1989―2007年までの心臓移植111件、肝臓移植は917件、腎臓移植が1636件である。中国本土の情報については不足しているようであった。

さらなる情報の収集は、アジア移植学会といった組織があり、そこを中心におこなったらよいということ、第一二回大会は2011（平成23）年9月末に韓国・ソウルで開催の予定で、大会長をつとめる金相駿ソウル大学校医科大学医科学外科学教室教授は紹介できるとのアドバイスをいただいた。

アジア3カ国をまず訪れる

橋本理事長と話し合った結果をいったん持ち帰った私は、検討の末、まずはしかるべき人たちに「アジア臓器移植ネットワーク」構想について、忌憚のない意見を聞くべきであろうとの結論に達した。

訪問先として浮かんだのは、アジア有数の医療先進国であるタイ、台湾、韓国であり、そのほかに今回は中国も候補に入れつつ、訪問計画の作成に取りかかった。現地で懇談するお相手については、大阪大学で腎臓移植を手掛けられている高原史郎教授（先端移植基盤医療学）に提案ならびに助言をいただいた。

なお、台湾訪問に際しては財団法人交流協会台北事務所、韓国訪問では在大韓民国日本大使館にいろいろと手配をいただいた。

・台湾（２０１０年11月15日〜16日）
張上淳（行政院衛生署副署長）、劉嘉琪（財團法人器官損贈移植登録中心副執行長）、胡芳蓉（国立台湾大学医学院附設医院副院長）

・韓国（２０１０年12月２日）

金相駿（ソウル大学校医科大学医科学外科学教室教授）、趙元顕（啓明大学校医科大学附属大邱東山病院院長／大韓移植学会理事長）、河鐘遠（ソウル大学校医科大学外科学教室移植血管外科分科長）

・中国（2010年12月27日、28日）

彭明強（中日友好病院副院長）、曹永彤（医務処副処長）、尹勇鉄（医務処処長）、蔡副（軍行政主任）

3カ国をまわった印象としては、韓国、台湾の充実ぶりが目立った。中国の中日友好病院は1984（昭和59）年に日本の援助（ODA）によって設立された病院であり、今回が3回目の訪問だった。外相時代にも訪れたことのある大変懐かしい場所である。

彭医師の話によると、中日友好病院では肺と腎臓の移植をおこなっているが、これは病院によってそれぞれ移植手術をおこなう臓器を国（共産党）から指定されていることによるそうだ。

興味深い話として、中国国内では国民のあいだでの「死」に対する考え方が脳死から心臓死に移りつつあり、国際的な流れに反する動きが懸念されると同時に、今後はさらに提供臓器の不足が心配されるとの話があった。実際、腎不全の治療は、費用の問題もあり腎臓移植より人工透析を主におこなっているとのことだった。

「推定同意」の導入を検討する台湾

一方、韓国と台湾であるが、その充実ぶりは、これまでにおこなわれた心臓移植の数をみれば一目瞭然であろう。アジア各国でも多くの心臓移植がおこなわれているが、中でも台湾５５０件（２００５年末まで）、韓国４０５件（08年7月末まで）と群を抜いている（いずれも日本移植学会「臓器移植ファクトブック２００９」参照）のである。

それでも２０１０年11月11日現在、台湾国内の待機患者は７１４２人を数え（人口は約２２００万人）、対する年間のドナーの数はおよそ１６６人（04―09年調べ：ちなみに09年は２１５人）、移植件数にして６００件（04―09年調べ：ちなみに09年は７９７件）ほどに留まっているという。02年に、日本の臓器移植ネットワークにあたる財団法人器官損贈移植登録中心（Taiwan Organ Registry and Sharing Center）の設立を機に、欧米を模した臓器移植ネットワークの構築がはかられ、それ以降ドナーの数は増えた。しかしながら、提供臓器の不足を解消するまでに現在のところ至ってはいない。

訪問先でもあった国立台湾大学医学院附設医院は、移植数では林口長庚記念医院、台北栄民総医院に肩を並べられたものの、移植後の成績（生存率）では台湾大学がトップ。その他の移植施設としては台北の三軍総医院、台北医学大学附設医院（角膜と腎臓のみ）、台中の中国医薬学院附設医院、高雄県の長庚記念医院高雄分院がある。

昨今、臓器不足の解消が急がれる台湾では、「本人が臓器提供を拒否する意思表示をしていなければ、臓器提供が可能」な「推定同意」の導入が検討されようとしている。そのことからもうかがえるように、臓器移植に対して非常に積極的だった。

ただ、台湾は中国との関係に絶えず影響を受ける。記憶に新しいところでは、2007年にWHOへの加盟をめぐって中国からの反対にあい、加盟が認められなかった。米国と日本の取りなしによってオブザーバー参加がようやく認められたが、依然として正式な加盟となっていない。仮に、何らかのかたちでWHOがアジアでの臓器移植ネットワークに関与することになるのなら、台湾の参加が危ぶまれる。台湾側としては、そのあたり大変気にした発言もあった。

日本の先をいく韓国

当初韓国へは別な日程で訪問の予定であった。ところが北朝鮮による延坪島の砲撃という思わぬ事件が起こり、止むなく1週間ほど延期した。まだピリピリした空気が残る中での訪韓であった。訪問にあたり私はひとつの予感を持っていた。それは、韓国はアジアでの臓器移植ネットワーク構想に対して大いに前向きな姿勢を見せるのではないかというものだ。

韓国は日本とほぼ同時期に臓器移植法を制定している。韓国で「臓器等の移植に関する法律」ができたのは日本より2年後の1999年2月（施行は翌年2月）のことだ。当然、韓国では隣国・日本での臓器移植法のゆくえに関心をもち情報を集めたはずである。

日本の臓器移植法は、臓器提供について生前の本人の意思表示に重きを置くとともにに家族の同意を条件としたため、世界で一番厳しい法律、臓器移植禁止法とまで言われた。一方、韓国の臓器移植法は本人の意思が不明な場合の家族の承諾による臓器提供を認め、さらには16歳未満の未成年者についても両親の承諾のもと臓器提供ができるとした。日本の先をいくものであった。

一昨年（2009〈平成21〉年）の改正により、日本でも本人の提供の意思が不明な場合でも家族の承諾が得られれば臓器の提供が可能になった。日本はやっと韓国に追いついた。また08年から09年にかけて、偶然に韓国でも法律の改正がおこなわれた。それにより臓器提供の手続きを一部緩和している。背景には提供臓器の不足と、中国で移植を受ける患者が一時期急増し社会問題化したことがあったという。

こうしてようやく両国のいわば条件が揃ったこと、慢性的な臓器不足に苦慮する韓国の状況から、アジアでの臓器移植ネットワーク構想は時機を得たものとして受け入れられるのではないかと私は考えたのである。

果たして予感は当たった。会議の始まりから突っ込んだ質問がされ、濃い議論が交わされる場となった。

「目指すのは、人と人との意見交換のネットワークなのか、それとも具体的な基準づくりであるのか。また、民間レベルでの交流であるのか政府レベルの交流であるのか……」

「学術レベルでの韓日ネットワークはすでに存在している。そこで、アジア各国の課題である臓器提供数の少なさなどについて各国のノウハウや情報を共有するネットワークには意味があると思う。やはり、地理的に近い国、医学水準のレベルが近い国とのネットワークが有効であろう。まずは韓日でモデルをつくり、アジア各国に拡大させていく方法はいかかであろう。

その場合、韓国の国立臓器移植管理センター（ＫＯＮＯＳ：Korean Network for Organ Sharing）と日本臓器移植ネットワーク（ＪＯＴ）の交流が基になると考える」

「韓国では約80万人（人口は5千万人弱）がドナーカードを所持し、このうち実際にドナーとなるのは年間5、6人で多くても8人程度（なお、2010年の脳死ドナーの総数は268人）。一国での取り組みには限界があり、その壁を、アジアのネットワークの構築という目標のもとに、どう乗り越え、さらにその先の道へ進んでいけるのか。

そのためには、これまで以上に国民に向けた情報の発信、そして国民の理解が重要になるはずである」

以上が主なやり取りであった。無論私に異論はない。早速、会議の内容を持ち帰り日本臓器移植ネットワークをはじめ他の関係者とも協議することを約束した。今後韓国の窓口には趙元顕氏があたることが決まった。

新しき時代の、新しき日本の姿

アジアに臓器移植のネットワークを構築する——多種多様な国家・社会の集まりであるアジアの事情を考えれば考えるほど、これは野心的な計画にちがいない。

だが、韓国、台湾というアジア有数の二つの国の反応をみるかぎり、まずは小さく生んで大きく育てて行ければ、あながち不可能でもないとの感触を持ったのも事実である。と同時に、日本に対する期待の大きさも感じた。

昨年の後半期たしかに日本は名目GDPで中国に抜かれ、また輸出産業は韓国の猛追を受けるなど、最近は凋落傾向ばかりが目立つ状況にあるが、その影響力はまだ大きいし、一目も二目も置かれる存在である。日本とならば（一緒にやれる）、という言葉もよく聞いた。

アジアに臓器移植のネットワークを構築するべく、日本と韓国が協力し合ってリーダーシップを発揮する意味は、これからの日本のあり方（国家像）を変えるくらいのインパクトが実はあるのではないかと私は考えてもいる。

これまでよく言われたように経済一辺倒な国、経済においては超一流（これには揶《や》揄《ゆ》も込められている）の日本（像）から脱皮すべき時期を迎えているように私には思えるのである。それをおこなうだけの技術力、医療の質や倫理的な面での意識の高さ、すべてを日本は持ち合わせている。

最後に、ひとつ付け加えるとしたなら、日本の医療者はもっとアジアに目を向けなければならないということである。アジアの医療レベルは急速にあがってきている。それは米国をはじめ海外で学んだ医師たちが中心になって母国の医療の向上に尽くしているからである。あるいは、シンガポールのように外国人医師を積極的に受け入れることで高度な医療水準を達成している国さえある。

アジアに学び、活躍の場をアジアにもっと求めてほしいと切に願う。医療者同士が交流を深めることで、アジアの結びつきもそれとともに強まるだろう。さらには、医療を通じてアジアの発展に資することにも当然なるであろう。

私はそこに新しき時代の、新しき日本の姿を見るのである。そのためにもアジアでの臓器移植ネットワークを夢に終わらせたくはない。

資料

資料1　了解覚書

沖縄米国海軍病院（United States Naval Hospital, Okinawa, Japan）、
横須賀米国海軍病院（United States Naval Hospital, Yokosuka, Japan）、
海軍・陸軍臓器移植委員会（The Naval-Army Transplantation Board）
　および
日本臓器移植ネットワーク（The Japan Organ Transplant Network）
は、次の通り了解覚書を交換する。

1　総則

a　本了解覚書は、沖縄米国海軍病院司令官（Commanding Officer）、横須賀米国海軍病院司令官、ウォルターリード陸軍医療センター（Walter Reed Army Medical Center）、陸軍・海軍臓器移植委員会、および、日本臓器移植ネットワーク（ＪＯＴ）により合意されたものである。

b　本合意の目的は、日本の領土内にいる米国国防総省の患者（ＤｏＤ患者）の臓器（ただし眼、心臓停止後以外）の回収・移植を秩序だって実施できるようにするため、両米国海軍病院（Ｕ

ＳＮＨ）とＪＯＴとの関係を確立することにある。

２　定義

ａ　ドナー（臓器提供者）：他の人間への臓器移植を目的として、死亡により臓器を外科的に摘出するための候補となる患者。

ｂ　ＤｏＤ患者：米国国防総省の医療施設において治療を受ける権利を有する者。現役軍人および退役軍人とその家族を含むが、必ずしもこれらに限らない。

ｃ　ＢＵＭＥＤ：米国国防総省海軍医療局。

ｄ　臓器移植者（被提供者）：他の人間からの臓器の移植を受ける者。

ｅ　臓器調達チーム（ＯＰＴ）：十分な訓練を受け、人間の臓器を外科的に摘出・輸送することを認められている医療専門家のグループ。

３　合意事項および義務事項

ａ　脳死の判定は、ＢＵＭＥＤ指令 5360.24 に規定される不可逆的脳死の基準に従い、ＵＳＮＨの担当医師および副担当医師が行う。脳死の判定に当たっては、可能な限り、神経科医に助言を求めるものとする。ただし、助言を行う医師は、移植チームのメンバーであってはならない。

（１）患者の昏睡状態の原因は、脳への永久的な損傷によると推定されるものでなければならない。

（2）患者の昏睡状態の原因は、抑制剤の使用によるものであってはならない。

（3）患者の昏睡状態の原因は、低体温症によるものであってはならない。

（4）患者の昏睡状態が、最低13時間以上観察されていなければならない。

（5）患者は、外部から加えられるあらゆる刺激に対して、単純な脊髄反射を除き、無反応な状態でなければならない。可能な限り、脳波計の使用により、皮質機能が失われていることを確認する。

（6）脳幹機能が失われていなければならない。

(a)瞳孔は、中程度もしくは拡張した状態で動かず、明るい光にも無反応でなければならない。

(b)確認可能な眼球前庭反射が失われていなければならない。

(c)人工呼吸器をはずしてから3分間、呼吸運動が見られないことを確認する。少なくとも一時間以上の間隔をあけて、2回以上、この確認を行う。

（7）いかなる場合も、最低13時間以上の観察を行わずに、脳死の判定を行ってはならない。

上述の様々な確認手順は全て、この13時間の観察中に実施するものとする。

b

USNHは以下を実施しなければならない。

（1）地域のUSNH臓器回収担当部長（U.S. Naval Hospital Organ Recovery Director）と

してのの役割を果たす者一名を特定し、ＪＯＴにこれを知らせる。この臓器回収担当部長は、本覚書の合意事項およびドナーからの臓器回収を実行するに当たってＪＯＴおよび地域のＵＳＮＨの間の調整・連絡の役割を担う。

（2）適切なドナーを適時に特定するための地域プログラムを実施する。

（3）臓器ドナー候補が特定された場合にはその旨をＪＯＴに通知する。

（4）ＪＯＴに、ドナーの死亡を通知し、あわせて心臓停止・呼吸停止・対光反射の消失・瞳孔拡張の時刻を知らせる。

（5）臓器を摘出する上で必要な人員に限り、ＪＯＴ　ＯＰＴのメンバーに対し、病院内で通用する信用証明を提供する。

（6）ドナーの評価に必要な情報、必要な文書類、および臓器の回収に必要な手術室における基礎的サポートなどを提供する。

（7）死亡したドナー（故人）の生前における意思を確認するとともに、故人からの臓器提供に関して最近親者から承諾を得る。ただし、この承諾は、ＪＯＴのメンバーの立会いの下で得たものでなければならず、臓器回収を行う上で必要となる唯一の有効な承諾でなければならない。

（8）ＯＰＴが速やかに到着し、特定された臓器の回収を秩序だって適時に行うことができるように計らう。

c　ＪＯＴ（および関連の各組織）は以下を実施しなければならない。
（１）日本の「臓器の移植に関する法律」（法律第１０４号、１９９７年施行）を遵守する。
（２）ドナー候補に関するＵＳＮＨからの報告全てに対応し、日本のドナー適応基準に基づいて評価を行う。
（３）必要な血液を採取する。採取した血液をＪＯＴの施設に運び、適切な移植者を選択するために必要な評価を行う。ただし、この評価はＪＯＴ内で、ＪＯＴの費用負担により実施する。
（４）適切な訓練を受けた外科医や補助員などにより構成される臓器回収チームを派遣し、臓器摘出を行う。同チームのメンバーは、臓器回収および移植手術に関する訓練を受けていなければならない。
（５）臓器回収チームの資格認定を行う。また、ＯＰＴの各メンバーにつき、適切な資格を維持する。これらの資格および認定に関する情報は、要請があれば、ＵＳＮＨによる確認のためＵＳＮＨに提供する。ただし、臓器回収時には、これらの文書の提示を求めることなく、ＵＳＮＨは、ＪＯＴ　ＯＰＴの各メンバーに対し、病院内で通用する信用証明を提供する。（3.b.(5) 項参照）
（６）ＪＯＴメンバーの立会の下にＵＳＮＨの臓器回収担当部長が遺族から得た臓器提供承諾を承認する。（3.b.(7) 項参照）

（7）適切に消毒された手術器具、臓器かん流液、臓器保存液を提供するとともに、当該器具の撤去および洗浄に関しても責任を負う。
（8）ドナーから提供される各臓器について、適切な移植者を選択し、日本の基準に従い、当該臓器を移植者のもとに速やかに輸送し、適時に移植を行うことができるように調整を図る。
（9）利用されなかった臓器の処分に関して責任を負う。
（10）回収された臓器の営利目的の販売に一切加担してはならない。
（11）USNHにおいて回収された全ての臓器に関する記録を保持するとともに、USNH臓器回収担当部長ならびにドナーの遺族に対して、移植の結果について報告を行う。

4　臓器提供施設に対する支払い

a　USNHは、いかなる場合においても、本覚書への参加、ないし、JOTによる臓器回収および利用に対して、JOTに料金・謝礼を請求してはならない。USNHおよびJOTは、USNHの近隣において早過ぎる死を迎えてしまった故人ないしその最近親者による臓器提供の意思を尊重するとともに、出身国にかかわらず臓器提供を必要としている人々の生活の質の向上に資すること、さらに、日米両国の人々の末永い絆を培うことを目的として、本覚書を交わすものである。

b　日本における通常の臓器（腎臓）回収手続きの一環として、ＪＯＴから臓器提供病院に対し何らかの支払いを行う場合、支払いを米国財務省に対し行うことができる。ＪＯＴからの支払いは、臓器回収にかかった費用を弁済するために地域の病院に払い戻されるか、臓器提供プログラムに関する地域住民の教育・参加促進のために利用される。これらの支払額は、臓器（腎臓）回収が行われた時点での通常の支払体系および移植に成功した臓器（腎臓）の数に基づき、ＪＯＴが単独で決定する。

5　本合意の有効期間および合意を終了する権利

a　各当事者は、他方の当事者と協議を行った上で、合意の終了を希望する旨を書面で伝達することにより、いつでも本合意を終了させることができる。

b　ＪＯＴおよびＵＳＮＨ（沖縄および横須賀）は、本合意の条項について、毎年再検討するものとする。書面による別段の規定がない限り、本合意は継続的に有効であり続ける。

c　本合意に関する改訂・追加は、この原合意とともに、ＵＳＮＨおよびＪＯＴの両者が保持するものとする。

以上の証として、本覚書5通を作成し、各当事者が各1通ずつ保有するものとする。ここに全当事者が、署名・捺印の上、本日、本覚書を締結した。

【左列】
アダム・M・ロビンソン・ジュニア　日付
大佐、米国海軍
司令官　Adam M. Robinson Jr.　19 MAR 02［自署］
横須賀米国海軍病院

マイケル・A・ダン　日付
大佐、米国陸軍、MC
司令官　Michael A. Dunn　25 Apr. 02［自署］
ウォルターリード陸軍医療センター
ワシントンDC

マイケル・H・ミッテルマン　日付
大佐、米国海軍
司令官　Michael H. Mittelman　28 May 02［自署］
沖縄米国海軍病院

【右列】

筧榮一　日付

理事長　Eiichi Kakei　28 May 02［自署］

日本臓器移植ネットワーク

シドニー・J・スワンソン3世　日付

中佐、米国海軍、MC

局長（Chief）、陸軍・海軍臓器移植委員会

ウォルターリード陸軍医療センター

ワシントンDC　Sidney J. Swanson, III　25 Apr. 02［自署］

資料2　臓器の移植に関する法律案

臓器の移植に関する法律案

右の議案を提出する。

平成六年四月十二日

提出者

森井　忠良　中山　太郎　稲垣　実男　自見庄三郎　戸井田三郎
野呂　昭彦　持永　和見　五島　正規　小沢　辰男　井上　喜一
桝屋　敬悟　福島　　豊　矢上　雅義　塚田　延充　三原　朝彦

（目的）

第一条　この法律は、臓器の移植についての基本的理念を定めるとともに、臓器の機能に障害がある者に対し臓器の機能の回復又は付与を目的として行われる臓器の移植術（以下単に「移植術」という。）に使用されるための臓器を死体から摘出すること、臓器売買等を禁止すること等につき必要な事項を規定することにより、移植医療の適正な実施に資することを目的とする。

（基本的理念）

第二条　死亡した者が生存中に有していた自己の臓器の移植術に使用されるための提供に関する意思は、尊重されなければならない。

2　移植術に使用されるための臓器の提供は、任意にされたものでなければならない。

3　臓器の移植は、移植術に使用されるための臓器が人道的精神に基づいて提供されるものであることにかんがみ、移植術を必要とする者に対して適切に行われなければならない。

4　移植術を必要とする者に係る移植術を受ける機会は、公平に与えられるよう配慮されなければならない。

（国及び地方公共団体の責務）

第三条　国及び地方公共団体は、移植医療について国民の理解を深めるために必要な措置を講ずるよう努めなければならない。

（医師の責務）

第四条　医師は、臓器の移植を行うに当たっては、診療上必要な注意を払うとともに、移植術を受ける者又はその家族に対し必要な説明を行い、その理解を得るよう努めなければならない。

（定義）

第五条　この法律において「臓器」とは、人の心臓、肺、肝臓、腎臓その他厚生省令で定める内臓及び眼球をいう。

（臓器の摘出）

第六条　医師は、次の各号のいずれかに該当する場合には、移植術に使用されるための臓器を、死体（脳死体を含む。以下同じ。）から摘出することができる。

一　死亡した者が生存中に当該臓器を移植術に使用されるために提供する意思を書面により表示している場合であって、その旨の告知を受けた遺族が当該臓器の摘出を拒まないとき又は遺族がないとき。

二　死亡した者が生存中に当該臓器を移植術に使用されるために提供する意思を書面により表示している場合及び当該意思がないことを表示している場合以外の場合であって、遺族が当該臓器の摘出について書面により承諾しているとき。

2　前項に規定する「脳死体」とは、脳幹を含む全脳の機能が不可逆的に停止するに至ったと判定された死体をいう。

3　前項の判定は、一般に認められている医学的知見に基づき厚生省令で定めるところにより、行うものとする。

（臓器の摘出の制限）

第七条　医師は、前条の規定により死体から臓器を摘出しようとする場合において、当該死体について刑事訴訟法（昭和二十三年法律第百三十一号）第二百二十九条第一項の検視その他の犯罪捜査に関する手続が行われるときは、当該手続が終了した後でなければ、当該死体から臓器を摘出してはならない。

（礼意の保持）

第八条　第六条の規定により死体から臓器を摘出するに当たっては、礼意を失わないよう特に注意しなければならない。

（使用されなかった部分の臓器の処理）

第九条　病院又は診療所の管理者は、第六条の規定により死体から摘出された臓器であって、移植術に使用されなかった部分の臓器を、厚生省令で定めるところにより処理しなければならない。

（記録の作成、保存及び閲覧）

第十条　医師は、第六条第二項の判定（当該判定に係る脳死体から同条の規定により臓器が摘出された場合における同条第二項の判定に限る。）、同条の規定による臓器の摘出又は当該臓器を使用した移植術（以下この項において「判定等」という。）を行った場合には、厚生省令で定めるところにより、判定等に関する記録を作成しなければならない。

2　前項の記録は、病院又は診療所に勤務する医師が作成した場合にあっては当該病院又は診療所の管理者が、病院又は診療所に勤務する医師以外の医師が作成した場合にあっては当該医師が、五年間保存しなければならない。
3　前項の規定により第一項の記録を保存する者は、移植術に使用されるための臓器を提供した遺族その他の厚生省令で定める者から当該記録の閲覧の請求があった場合には、厚生省令で定めるところにより、閲覧を拒むことについて正当な理由がある場合を除き、当該記録のうち個人の権利利益を不当に侵害するおそれがないものとして厚生省令で定めるものを閲覧に供するものとする。

（臓器売買等の禁止）

第十一条　何人も、移植術に使用されるための臓器を提供すること若しくは提供したことの対価として財産上の利益の供与を受け、又はその要求若しくは約束をしてはならない。
2　何人も、移植術に使用されるための臓器の提供を受けること若しくは受けたことの対価として財産上の利益を供与し、又はその申込み若しくは約束をしてはならない。
3　何人も、移植術に使用されるための臓器を提供すること若しくはその提供を受けることのあっせんをすること若しくはあっせんをしたことの対価として財産上の利益の供与を受け、又はその要求若しくは約束をしてはならない。
4　何人も、移植術に使用されるための臓器を提供すること若しくはその提供を受けることのあっせんを受けること若しくはあっせんを受けたことの対価として財産上の利益を供与し、又はその申込み若しくは約束をしてはならない。
5　何人も、臓器が前各項の規定のいずれかに違反する行為に係るものであることを知って、当該臓器を摘出し、又は移植術に使用してはならない。
6　第一項から第四項までの対価には、交通、通信、移植術に使用されるための臓器の摘出、保存若しくは移送又は移植術等に要する費用であって、移植術に使用されるための臓器を提供すること若しくはその提供を受けること又はそれらのあっせんをすることに関して通常必要であると認められるものは、含まれない。

（業として行う臓器のあっせんの許可）

第十二条　業として移植術に使用されるための臓器（死体から摘出されるもの又は摘出されたものに限る。）を提供すること又はその提供を受けることのあっせん（以下「業として行う臓器のあっせん」という。）をしようとする者は、厚生省令で定めるところにより、臓器の別ごとに、厚生大臣の許可を受けなければならない。
2　厚生大臣は、前項の許可の申請をした者が次の各号のいずれかに該当する場合には、同項の許可をしてはならない。
一　営利を目的とするおそれがあると認められる者
二　業として行う臓器のあっせんに当たって当該臓器を使用した移植術を受ける者の選択を公平かつ適正に行わないおそれがあると認められる者

（秘密保持義務）

第十三条　前条第一項の許可を受けた者（以下「臓器あっせん機関」という。）の役員若しくは職員又はこれらの職にあった者は、正当な理由がなく、業として行う臓器のあっせんに関して職務上知り得た人の秘密を漏らしてはならない。

（帳簿の備付け等）

第十四条　臓器あっせん機関は、厚生省令で定めるところにより、帳簿を備え、その業務に関する事項を記載しなければならない。

2　臓器あっせん機関は、前項の帳簿を、最終の記載の日から五年間保存しなければならない。

（報告の徴収等）

第十五条　厚生大臣は、この法律を施行するため必要があると認めるときは、臓器あっせん機関に対し、その業務に関し報告をさせ、又はその職員に、臓器あっせん機関の事務所に立ち入り、帳簿、書類その他の物件を検査させ、若しくは関係者に質問させることができる。

2　前項の規定により立入検査又は質問をする職員は、その身分を示す証明書を携帯し、関係者に提示しなければならない。

3　第一項の規定による立入検査及び質問をする権限は、犯罪捜査のために認められたものと解してはならない。

（指示）

第十六条　厚生大臣は、この法律を施行するため必要があると認めるときは、臓器あっせん機関に対し、その業務に関し必要な指示を行うことができる。

（許可の取消し）

第十七条　厚生大臣は、臓器あっせん機関が前条の規定による指示に従わないときは、第十二条第一項の許可を取り消すことができる。

（経過措置）

第十八条　この法律の規定に基づき厚生省令を制定し、又は改廃する場合においては、その厚生省令で、その制定又は改廃に伴い合理的に必要と判断される範囲内において、所要の経過措置（罰則に関する経過措置を含む。）を定めることができる。

（厚生省令への委任）

第十九条　この法律に定めるもののほか、この法律の実施のための手続その他この法律の施行に関し必要な事項は、厚生省令で定める。

（罰則）

第二十条　第十一条第一項から第五項までの規定に違反した者は、五年以下の懲役若しくは五百万円以下の罰金に処し、又はこれを併科する。

2　前項の罪は、刑法（明治四十年法律第四十五号）第三条の例に従う。

第二十一条　第十二条第一項の許可を受けないで、業として行う臓器のあっせんをした者は、一年以下の懲役若しくは百万円以下の罰金に処し、又はこれを併科する。

第二十二条　次の各号のいずれかに該当する者は、三十万円以下の罰金に処する。

一　第九条の規定に違反した者
二　第十条第一項の規定に違反して、記録を作成せず、若しくは虚偽の記録を作成し、又は同条第二項の規定に違反して記録を保存しなかった者
三　第十三条の規定に違反した者
四　第十四条第一項の規定に違反して、帳簿を備えず、帳簿に記載せず、若しくは虚偽の記載をし、又は同条第二項の規定に違反して帳簿を保存しなかった者
五　第十五条第一項の規定による報告をせず、若しくは虚偽の報告をし、又は同項の規定による立入検査を拒み、妨げ、若しくは忌避し、若しくは同項の規定による質問に対して答弁をせず、若しくは虚偽の答弁をした者
2　前項第三号の罪は、告訴を待って論ずる。

第二十三条　法人（法人でない団体で代表者又は管理人の定めのあるものを含む。以下この項において同じ。）の代表者若しくは管理人又は法人若しくは人の代理人、使用人その他の従業者が、その法人又は人の業務に関し、前三条（前条第一項第三号を除く。）の違反行為をしたときは、行為者を罰するほか、その法人又は人に対しても、各本条の罰金刑を科する。
2　前項の規定により法人でない団体を処罰する場合には、その代表者又は管理人がその訴訟行為につきその団体を代表するほか、法人を被告人又は被疑者とする場合の刑事訴訟に関する法律の規定を準用する。

第二十四条　第二十条第一項の場合において供与を受けた財産上の利益は、没収する。その全部又は一部を没収することができないときは、その価額を追徴する。

附　則

（施行期日）

第一条　この法律は、公布の日から起算して三月を経過した日から施行する。

（検討等）

第二条　この法律による臓器の移植については、この法律の施行後五年を目途として、この法律の施行の状況を勘案し、その全般について検討が加えられ、その結果に基づいて必要な措置が講ぜられるべきものとする。

2　政府は、ドナーカードの普及及び臓器移植ネットワークの整備のための方策に関し検討を加え、その結果に基づいて必要な措置を講ずるものとする。

3　関係行政機関は、第七条に規定する場合において同条の死体が第六条第二項の脳死体であるときは、当該脳死体に対する刑事訴訟法第二百二十九条第一項の検視その他の犯罪捜査に関する手続と第六条の規定による当該脳死体からの臓器の摘出との調整を図り、犯罪捜査に関する活動に支障を生ずることなく臓器の移植が円滑に実施されるよう努めるものとする。

（許可の取消しに係る手続に関する暫定措置）

第三条　行政手続法（平成五年法律第八十八号）が施行されるまでの間、厚生大臣が第十七条の規定による処分をしようとする場合には、あらかじめ、その相手方にその処分の理由を通知し、弁明及び有利な証拠の提出の機会を与えなければならない。

（角膜及び腎臓の移植に関する法律の廃止）

第四条　角膜及び腎臓の移植に関する法律（昭和五十四年法律第六十三号）は、廃止する。

（経過措置）

第五条　この法律の施行前に前条の規定による廃止前の角膜及び腎臓の移植に関する法律（以下「旧法」という。）第三条第三項の規定による遺族の書面による承諾を受けている場合（死亡した者が生存中にその眼球又は腎臓を移植術に使用されるために提供する意思がないことを表示している場合であって、この法律の施行前に角膜又は腎臓の摘出に着手していなかったときを除く。）又は同項ただし書の場合に該当していた場合の眼球又は腎臓の摘出については、なお従前の例による。

第六条　旧法第三条の規定（前条の規定によりなお従前の例によることとされる眼球又は腎臓の摘出に係る旧法第三条の規定を含む。次条及び附則第八条において同じ。）により摘出された眼球又は腎臓の取扱いについては、なお従前の例による。

第七条　旧法第三条の規定により摘出された眼球又は腎臓であって、角膜移植術又は腎臓移植術に使用されなかった部分の眼球又は腎臓のこの法律の施行後における処理については、当該摘出された眼球又は腎臓を第六条の規定により死体から摘出された臓器とみなし、第九条の規定（これに係る罰則の規定を含む。）を適用する。

第八条　旧法第三条の規定により摘出された眼球又は腎臓を使用した移植術がこの法律の施行後に行われた場合における当該移植術に関する記録の作成、保存及び閲覧については、当該眼球又は腎臓を第六条の規定により死体から摘出された臓器とみなし、第十条の規定（これに係る罰則の規定を含む。）を適用する。

第九条　この法律の施行の際現に旧法第八条の規定により業として行う眼球又は腎臓の提供のあっせんの許可を受けている者は、第十二条第一項の規定により当該臓器について業として行う臓器のあっせんの許可を受けた者とみなす。

第十条　この法律の施行前にした行為に対する罰則の適用については、なお従前の例による。

第十一条　健康保険法（大正十一年法律第七十号）、国民健康保険法（昭和三十三年法律第百九十二号）その他政令で定める法律（以下「医療給付関係各法」という。）の規定に基づく医療（医療に要する費用の支給に係る当該医療を含む。以下同じ。）の給付（医療給付関係各法に基づく命令の規定に基づくものを含む。以下同じ。）に継続して、第六条第二項の脳死体への処置がされた場合には、当分の間、当該処置は当該医療給付関係各法の規定に基づく医療の給付としてされたものとみなす。

2　前項の処置に要する費用の算定は、医療給付関係各法の規定に基づく医療の給付に係る費用の算定方法の例による。

3　前項の規定によることを適当としないときの費用の算定は、同項の費用の算定方法を定める者が別に定めるところによる。
4　前二項に掲げるもののほか、第一項の処置に関しては、医療給付関係各法の規定に基づく医療の給付に準じて取り扱うものとする。

（厚生省設置法の一部改正）

第十二条　厚生省設置法（昭和二十四年法律第百五十一号）の一部を次のように改正する。

第五条第四十号中「角膜及び腎臓の移植に関する法律」（昭和五十四年法律第六十三号）」を「臓器の移植に関する法律（平成六年法律第　　号）」に改める。

第六条第四十号中「角膜及び腎臓の移植に関する法律」を「臓器の移植に関する法律」に、「眼球又は腎臓の提供」を「臓器」に改める。

理　由

移植医療の置かれている状況等にかんがみ、人道的見地に立って、臓器の移植が臓器提供の意思を生かしつつ移植術を必要とする者に対して適切に行われるようにするため、臓器の移植について、本人の臓器提供に関する生前の意思の尊重、移植機会の公平性の確保等の基本的理念を定め、並びに国、地方公共団体及び医師の責務を明らかにするとともに、臓器の範囲、脳死体を含む死体からの臓器の摘出、臓器の移植に関する記録の作成、保存及び閲覧、臓器売買等の禁止、臓器あっせん機関に対する規制及び監督等について必要な事項を定め、もって移植医療の適正な実施に資することとする必要がある。これが、この法律案を提出する理由である。

資料3　臓器の移植に関する法律

（平成九年七月十六日法律第百四号）

最終改正：平成二一年七月一七日法律第八三号

（目的）

第一条　この法律は、臓器の移植についての基本的理念を定めるとともに、臓器の機能に障害がある者に対し臓器の機能の回復又は付与を目的として行われる臓器の移植術（以下単に「移植術」という。）に使用されるための臓器を死体から摘出すること、臓器売買等を禁止すること等につき必要な事項を規定することにより、移植医療の適正な実施に資することを目的とする。

（基本的理念）

第二条　死亡した者が生存中に有していた自己の臓器の移植術に使用されるための提供に関する意思は、尊重されなければならない。

2　移植術に使用されるための臓器の提供は、任意にされたものでなければならない。

3　臓器の移植は、移植術に使用されるための臓器が人道的精神に基づいて提供されるものであることにかんがみ、移植術を必要とする者に対して適切に行われなければならない。

4　移植術を必要とする者に係る移植術を受ける機会は、公平に与えられるよう配慮されなければならない。

（国及び地方公共団体の責務）

第三条　国及び地方公共団体は、移植医療について国民の理解を深めるために必要な措置を講ずるよう努めなければならない。

（医師の責務）

第四条　医師は、臓器の移植を行うに当たっては、診療上必要な注意を払うとともに、移植術を受ける者又はその家族に対し必要な説明を行い、その理解を得るよう努めなければならない。

（定義）

第五条　この法律において「臓器」とは、人の心臓、肺、肝臓、腎臓その他厚生労働省令で定める内臓及び眼球をいう。

（臓器の摘出）

第六条　医師は、次の各号のいずれかに該当する場合には、移植術に使用されるための臓器を、死体（脳死した者の身体を含む。以下同じ。）から摘出することができる。

一　死亡した者が生存中に当該臓器を移植術に使用されるために提供する意思を書面により表示している場合であって、その旨の告知を受けた遺族が当該臓器の摘出を拒まないとき又は遺族がないとき。

二　死亡した者が生存中に当該臓器を移植術に使用されるために提供する意思を書面により表示している場合及び当該意思がないことを表示している場合以外の場合であって、遺族が当該臓器の摘出について書面により承諾しているとき。

2　前項に規定する「脳死した者の身体」とは、脳幹を含む全脳の機能が不可逆的に停止するに至ったと判定された者の身体をいう。

3　臓器の摘出に係る前項の判定は、次の各号のいずれかに該当する場合に限り、行うことができる。

一　当該者が第一項第一号に規定する意思を書面により表示している場合であり、かつ、当該者が前項の判定に従う意思がないことを表示している場合以外の場合であって、その旨の告知を受けたその者の家族が当該判定を拒まないとき又は家族がないとき。

二　当該者が第一項第一号に規定する意思を書面により表示している場合及び当該意思がないことを表示している場合以外の場合であり、かつ、当該者が前項の判定に従う意思がないことを表示している場合以外の場合であって、その者の家族が当該判定を行うことを書面により承諾しているとき。

4　臓器の摘出に係る第二項の判定は、これを的確に行うために必要な知識及び経験を有する二人以上の医師（当該判定がなされた場合に当該脳死した者の身体から臓器を摘出し、又は当該臓器を使用した移植術を行うこととなる医師を除く。）の一般に認められている医学的知見に基づき厚生労働省令で定めるところにより行う判断の一致によって、行われるものとする。

5　前項の規定により第二項の判定を行った医師は、厚生労働省令で定めるところにより、直ちに、当該判定が的確に行われたことを証する書面を作成しなければならない。
6　臓器の摘出に係る第二項の判定に基づいて脳死した者の身体から臓器を摘出しようとする医師は、あらかじめ、当該脳死した者の身体に係る前項の書面の交付を受けなければならない。

（親族への優先提供の意思表示）

第六条の二　移植術に使用されるための臓器を死亡した後に提供する意思を書面により表示している者又は表示しようとする者は、その意思の表示に併せて、親族に対し当該臓器を優先的に提供する意思を書面により表示することができる。

（臓器の摘出の制限）

第七条　医師は、第六条の規定により死体から臓器を摘出しようとする場合において、当該死体について刑事訴訟法（昭和二十三年法律第百三十一号）第二百二十九条第一項の検視その他の犯罪捜査に関する手続が行われるときは、当該手続が終了した後でなければ、当該死体から臓器を摘出してはならない。

（礼意の保持）

第八条　第六条の規定により死体から臓器を摘出するに当たっては、礼意を失わないよう特に注意しなければならない。

（使用されなかった部分の臓器の処理）

第九条　病院又は診療所の管理者は、第六条の規定により死体から摘出された臓器であって、移植術に使用されなかった部分の臓器を、厚生労働省令で定めるところにより処理しなければならない。

（記録の作成、保存及び閲覧）

第十条　医師は、第六条第二項の判定、同条の規定による臓器の摘出又は当該臓器を使用した移植術（以下この項において「判定等」という。）を行った場合には、厚生労働省令で定めるところにより、判定等に関する記録を作成しなければならない。

２　前項の記録は、病院又は診療所に勤務する医師が作成した場合にあっては当該病院又は診療所の管理者が、病院又は診療所に勤務する医師以外の医師が作成した場合にあっては当該医師が、五年間保存しなければならない。

３　前項の規定により第一項の記録を保存する者は、移植術に使用されるための臓器を提供した遺族その他の厚生労働省令で定める者から当該記録の閲覧の請求があった場合には、厚生労働省令で定めるところにより、閲覧を拒むことについて正当な理由がある場合を除き、当該記録のうち個人の権利利益を不当に侵害するおそれがないものとして厚生労働省令で定めるものを閲覧に供するものとする。

（臓器売買等の禁止）

第十一条　何人も、移植術に使用されるための臓器を提供すること若しくは提供したことの対価として財産上の利益の供与を受け、又はその要求若しくは約束をしてはならない。

２　何人も、移植術に使用されるための臓器の提供を受けること若しくは受けたことの対価として財産上の利益を供与し、又はその申込み若しくは約束をしてはならない。
3　何人も、移植術に使用されるための臓器を提供すること若しくはその提供を受けることのあっせんをすること若しくはあっせんをしたことの対価として財産上の利益の供与を受け、又はその要求若しくは約束をしてはならない。
4　何人も、移植術に使用されるための臓器を提供すること若しくはその提供を受けることのあっせんを受けること若しくはあっせんを受けたことの対価として財産上の利益を供与し、又はその申込み若しくは約束をしてはならない。
5　何人も、臓器が前各項の規定のいずれかに違反する行為に係るものであることを知って、当該臓器を摘出し、又は移植術に使用してはならない。
6　第一項から第四項までの対価には、交通、通信、移植術に使用されるための臓器の摘出、保存若しくは移送又は移植術等に要する費用であって、移植術に使用されるための臓器を提供すること若しくはその提供を受けること又はそれらのあっせんをすることに関して通常必要であると認められるものは、含まれない。

（業として行う臓器のあっせんの許可）

第十二条　業として移植術に使用されるための臓器（死体から摘出されるもの又は摘出されたものに限る。）を提供すること又はその提供を受けることのあっせん（以下「業として行う臓器のあっせん」という。）をしようとする者は、厚生労働省令で定めるところにより、臓器の別ごとに、厚生労働大臣の許可を受けなければならない。

2　厚生労働大臣は、前項の許可の申請をした者が次の各号のいずれかに該当する場合には、同項の許可をしてはならない。

一　営利を目的とするおそれがあると認められる者

二　業として行う臓器のあっせんに当たって当該臓器を使用した移植術を受ける者の選択を公平かつ適正に行わないおそれがあると認められる者

（秘密保持義務）

第十三条　前条第一項の許可を受けた者（以下「臓器あっせん機関」という。）若しくはその役員若しくは職員又はこれらの者であった者は、正当な理由がなく、業として行う臓器のあっせんに関して職務上知り得た人の秘密を漏らしてはならない。

（帳簿の備付け等）

第十四条　臓器あっせん機関は、厚生労働省令で定めるところにより、帳簿を備え、その業務に関する事項を記載しなければならない。

2　臓器あっせん機関は、前項の帳簿を、最終の記載の日から五年間保存しなければならない。

（報告の徴収等）

第十五条　厚生労働大臣は、この法律を施行するため必要があると認めるときは、臓器あっせん機関に対し、その業務に関し報告をさせ、又はその職員に、臓器あっせん機関の事務所に立ち入り、帳簿、書類その他の物件を検査させ、若しくは関係者に質問させることができる。
2　前項の規定により立入検査又は質問をする職員は、その身分を示す証明書を携帯し、関係者に提示しなければならない。
3　第一項の規定による立入検査及び質問をする権限は、犯罪捜査のために認められたものと解してはならない。

（指示）
第十六条　厚生労働大臣は、この法律を施行するため必要があると認めるときは、臓器あっせん機関に対し、その業務に関し必要な指示を行うことができる。

（許可の取消し）
第十七条　厚生労働大臣は、臓器あっせん機関が前条の規定による指示に従わないときは、第十二条第一項の許可を取り消すことができる。

（移植医療に関する啓発等）
第十七条の二　国及び地方公共団体は、国民があらゆる機会を通じて移植医療に対する理解を深めることができるよう、移植術に使用されるための臓器を死亡した後に提供する意思の有無を運転免許証及び医療保険の被保険者証等に記載することができることとする等、移植医療に関する啓発及び知識の普及に必要な施策を講ずるものとする。

（経過措置）

第十八条　この法律の規定に基づき厚生労働省令を制定し、又は改廃する場合においては、その厚生労働省令で、その制定又は改廃に伴い合理的に必要と判断される範囲内において、所要の経過措置（罰則に関する経過措置を含む。）を定めることができる。

（厚生労働省令への委任）

第十九条　この法律に定めるもののほか、この法律の実施のための手続その他この法律の施行に関し必要な事項は、厚生労働省令で定める。

（罰則）

第二十条　第十一条第一項から第五項までの規定に違反した者は、五年以下の懲役若しくは五百万円以下の罰金に処し、又はこれを併科する。

2　前項の罪は、刑法（明治四十年法律第四十五号）第三条の例に従う。

第二十一条　第六条第五項の書面に虚偽の記載をした者は、三年以下の懲役又は五十万円以下の罰金に処する。

2　第六条第六項の規定に違反して同条第五項の書面の交付を受けないで臓器の摘出をした者は、一年以下の懲役又は三十万円以下の罰金に処する。

第二十二条　第十二条第一項の許可を受けないで、業として行う臓器のあっせんをした者は、一年以下の懲役若しくは百万円以下の罰金に処し、又はこれを併科する。

第二十三条　次の各号のいずれかに該当する者は、五十万円以下の罰金に処する。

一　第九条の規定に違反した者
二　第十条第一項の規定に違反して、記録を作成せず、若しくは虚偽の記録を作成し、又は同条第二項の規定に違反して記録を保存しなかった者
三　第十三条の規定に違反した者
四　第十四条第一項の規定に違反して、帳簿を備えず、帳簿に記載せず、若しくは虚偽の記載をし、又は同条第二項の規定に違反して帳簿を保存しなかった者
五　第十五条第一項の規定による報告をせず、若しくは虚偽の報告をし、又は同項の規定による立入検査を拒み、妨げ、若しくは忌避し、若しくは同項の規定による質問に対して答弁をせず、若しくは虚偽の答弁をした者

2　前項第三号の罪は、告訴がなければ公訴を提起することができない。

第二十四条　法人（法人でない団体で代表者又は管理人の定めのあるものを含む。以下この項において同じ。）の代表者若しくは管理人又は法人若しくは人の代理人、使用人その他の従業者が、その法人又は人の業務に関し、第二十条、第二十二条及び前条（同条第一項第三号を除く。）の違反行為をしたときは、行為者を罰するほか、その法人又は人に対しても、各本条の罰金刑を科する。

2　前項の規定により法人でない団体を処罰する場合には、その代表者又は管理人がその訴訟行為につきその団体を代表するほか、法人を被告人又は被疑者とする場合の刑事訴訟に関する法律の規定を準用する。

第二十五条　第二十条第一項の場合において供与を受けた財産上の利益は、没収する。その全部又は一部を没収することができないときは、その価額を追徴する。

附　則　抄

（施行期日）

第一条　この法律は、公布の日から起算して三月を経過した日から施行する。

（検討等）

第二条　この法律による臓器の移植については、この法律の施行後三年を目途として、この法律の施行の状況を勘案し、その全般について検討が加えられ、その結果に基づいて必要な措置が講ぜられるべきものとする。

2　政府は、ドナーカードの普及及び臓器移植ネットワークの整備のための方策に関し検討を加え、その結果に基づいて必要な措置を講ずるものとする。

3　関係行政機関は、第七条に規定する場合において同条の死体が第六条第二項の脳死した者の身体であるときは、当該脳死した者の身体に対する刑事訴訟法第二百二十九条第一項の検視その他の犯罪捜査に関する手続と第六条の規定による当該脳死した者の身体からの臓器の摘出との調整を図り、犯罪捜査に関する活動に支障を生ずることなく臓器の移植が円滑に実施されるよう努めるものとする。

（角膜及び腎臓の移植に関する法律の廃止）

第三条　角膜及び腎臓の移植に関する法律（昭和五十四年法律第六十三号）は、廃止する。

第四条　削除

（経過措置）

第五条　この法律の施行前に附則第三条の規定による廃止前の角膜及び腎臓の移植に関する法律（以下「旧法」という。）第三条第三項の規定による遺族の書面による承諾を受けている場合（死亡した者が生存中にその眼球又は腎臓を移植術に使用されるために提供する意思がないことを表示している場合であって、この法律の施行前に角膜又は腎臓の摘出に着手していなかったときを除く。）又は同項ただし書の場合に該当していた場合の眼球又は腎臓の摘出については、なお従前の例による。

第六条　旧法第三条の規定（前条の規定によりなお従前の例によることとされる眼球又は腎臓の摘出に係る旧法第三条の規定を含む。次条及び附則第八条において同じ。）により摘出された眼球又は腎臓の取扱いについては、なお従前の例による。

第七条　旧法第三条の規定により摘出された眼球又は腎臓であって、角膜移植術又は腎臓移植術に使用されなかった部分の眼球又は腎臓のこの法律の施行後における処理については、当該摘出された眼球又は腎臓を第六条の規定により死体から摘出された臓器とみなし、第九条の規定（これに係る罰則を含む。）を適用する。

第八条　旧法第三条の規定により摘出された眼球又は腎臓を使用した移植術がこの法律の施行後に行われた場合における当該移植術に関する記録の作成、保存及び閲覧については、当該眼球又は腎臓を第六条の規定により死体から摘出された臓器とみなし、第十条の規定（これに係る罰則を含む。）を適用する。

第九条　この法律の施行の際現に旧法第八条の規定により業として行う眼球又は腎臓の提供のあっせんの許可を受けている者は、第十二条第一項の規定により当該臓器について業として行う臓器のあっせんの許可を受けた者とみなす。

第十条　この法律の施行前にした行為に対する罰則の適用については、なお従前の例による。

第十一条　健康保険法（大正十一年法律第七十号）、国民健康保険法（昭和三十三年法律第百九十二号）その他政令で定める法律（以下「医療給付関係各法」という。）の規定に基づく医療（医療に要する費用の支給に係る当該医療を含む。以下同じ。）の給付（医療給付関係各法に基づく命令の規定に基づくものを含む。以下同じ。）に継続して、第六条第二項の脳死した者の身体への処置がされた場合には、当分の間、当該処置は当該医療給付関係各法の規定に基づく医療の給付としてされたものとみなす。

2　前項の処置に要する費用の算定は、医療給付関係各法の規定に基づく医療の給付に係る費用の算定方法の例による。

3　前項の規定によることを適当としないときの費用の算定は、同項の費用の算定方法を定める者が別に定めるところによる。
4　前二項に掲げるもののほか、第一項の処置に関しては、医療給付関係各法の規定に基づく医療の給付に準じて取り扱うものとする。

附　則（平成一一年一二月二二日法律第一六〇号）抄

（施行期日）
第一条　この法律（第二条及び第三条を除く。）は、平成十三年一月六日から施行する。

附　則（平成二一年七月一七日法律第八三号）

（施行期日）
1　この法律は、公布の日から起算して一年を経過した日から施行する。ただし、第六条の次に一条を加える改正規定及び第七条の改正規定並びに次項の規定は、公布の日から起算して六月を経過した日から施行する。

（経過措置）
2　前項ただし書に規定する日からこの法律の施行の日の前日までの間における臓器の移植に関する法律附則第四条第二項の規定の適用については、同項中「前条」とあるのは、「第六条」とする。
3　この法律の施行前にこの法律による改正前の臓器の移植に関する法律附則第四条第一項に規定

する場合に該当していた場合の眼球又は腎臓の摘出、移植術に使用されなかった部分の眼球又は腎臓の処理並びに眼球又は腎臓の摘出及び摘出された眼球又は腎臓を使用した移植術に関する記録の作成、保存及び閲覧については、なお従前の例による。

4　この法律の施行前にした行為及び前項の規定によりなお従前の例によることとされる場合におけるこの法律の施行後にした行為に対する罰則の適用については、なお従前の例による。

（検討）

5　政府は、虐待を受けた児童が死亡した場合に当該児童から臓器（臓器の移植に関する法律第五条に規定する臓器をいう。）が提供されることのないよう、移植医療に係る業務に従事する者がその業務に係る児童について虐待が行われた疑いがあるかどうかを確認し、及びその疑いがある場合に適切に対応するための方策に関し検討を加え、その結果に基づいて必要な措置を講ずるものとする。

「脳死と臓器移植」関連年表

※参考資料＝日本移植学会広報員会資料提供、㈱シナジー／サンド㈱作成による、1994年4月7日「メディアワークショップ大阪」での配布資料・『厚生』1990年6月号　・厚生労働省資料　・トランスプラント・コミュニケーション（臓器移植の情報サイト）HP、ほか

注　記＝黒字は日本国内での出来事を、グレーは世界各国での出来事――欧米、アジアの順で掲載――を表わす

1749年	フランスのデュアメル（Duhamel du Monceau）がニワトリを使った移植実験
1771年	イギリスのジョン・ハンター（John Hunter）がニワトリの精巣を自分の腹腔内［ふっくうない］に移植
1874年	ドイツのカール・チールシュ（Karl Thiersch）による自家［じか］皮膚移植術の完成
1900年	オーストリアのカール・ランドシュタイナー（Karl Landsteiner）がABO式血液型を発見
1902年	1月、ウィーン大学のエメリッヒ・ウルマン（Emerich Ulmann）が腎臓移植の動物実験
	アメリカの脳神経外科医ハーディー・カッシング（Hardy Cushing）が「頭蓋内圧亢進［ずがいないあつこうしん］の実験的、臨床的考察」で脳死の発見を発表
	フランスの外科医アレキシス・カレル（Alexis Carrel）、ガスリー（Guthrie）が血管縫合［ほうごう］術に取り組む（1912年に確立）

1905年	アメリカに渡ったカレルが腎臓移植の動物実験
1906年	フランスのマシュー・ジャブレイ（Mathieu Jaboulay）が腎臓移植の臨床（異種移植）
1910年（昭和43）	岡山大学の山内半作が第一一回外科学会にて「臓器移植」の実験報告
	カレルが拒絶反応の「生物学的障壁［しょうへき］」を予測
1912年	アメリカのジョンズホプキンス大学のエーブル（Abel）が人工腎臓の実験
	カレルがアメリカ初のノーベル賞を受賞
1927年	ガイェット（Gayet）が膵臓移植の動物実験
1928年	オデッサ大学（ソビエト社会主義共和国連邦）のフィラトフ（Filatov）が死体からの角膜移植に成功
	ドイツのハース（Hass）が初の人間に対する血液透析［とうせき］
1930年	アメリカでアイバンク（眼の銀行）が設立
1933年	ウクライナのボロノイ（Yu.Yu.Voronoy）が初めて死体からの腎臓移植を実施
1939年	オスグッド（Osgood）による骨髄移植の臨床
1940年代	イギリス・オックスフォード大学のピーター・メダワー（Peter Brian Medawar）が免疫拒絶反応を解明
1945年	9月、オランダのウィリアム・コルフ（Willem Kolff）が人工腎臓（人工透析器）を実用化

1947年	デミコフ（V.P.Demicov）が肺移植の動物実験
1949年（昭和24）	11月、岩手医科大学の今泉亀撤［きてつ］教授が国内初の角膜手術を実施
1950年代	朝鮮戦争（1950年6月25日～1953年7月27日休戦）でレスピレーター（人工呼吸器）が開発・導入される
1950年	アメリカ、シカゴのリチャード・ローラー（Richard Lawler）が末期腎疾患の44歳女性に死体腎移植。患者は9カ月後に死亡
1953年	ワトソン（J.D.Watson）、クリック（F.H.C.Crick）がDNA二重螺旋［らせん］モデルを提唱
1954年（昭和29）	中山マサ（厚生省政務次官）を駐留米軍のスタイン・バーガー軍曹が訪問し、角膜移植法制定を提案
	アメリカ、ボストンの医師団ジョン・メリル（John P.Merrill）とジョセフ・マーレー（Joseph E.Murray）が世界初の腎臓移植に成功、腎移植の手技が確立。ドナーはレシピエントの双子の兄弟で、これにより移植が確実におこなわれる唯一の状況として一卵性双生児の場合があるという確信が生まれる――レシピエントは8年後、心臓障害のため死亡
	インドネシアで初の角膜移植
1955年	アメリカ、ハーバード大学のデビッド・ヒューム（David Hume）が腎臓移植にス

テロイドホルモンを応用
アメリカのウェルチ（Welch）が肝臓移植の動物実験

1956年（昭和31）
3月、非公式な形で「眼の銀行」を今泉亀撤教授が岩手医科大学に設置
新潟大学の楠隆光教授、井上彦八郎助教授が、急性腎不全患者に対し一時的な機能を期待した日本初の同種腎臓移植を実施

1957年
グッドリッチ（Goodrich）が肝臓移植の動物実験
ローマ法王ピオ十二世が、「超昏睡（脳死）」について「客観的判断から回復の望みがない場合には、医師は蘇生術を施すことを中止できる」と世界麻酔学会に回答

1958年（昭和33）
4月、「角膜移植に関する法律」（角膜移植法）が成立
ジャン・ドーセ（Jean Dausset）がドナーとレシピエントの適合の基礎的条件としてHLA（ヒト白血球抗原［こうげん］系）を発見

1959年（昭和34）
東北大学の葛西森夫が、胆道閉鎖症［たんどうへいさしょう］に対するいわゆる「葛西［かさい］の手術」を開発
フランスのモラレが「過度昏睡（Coma depasse）」を報告
（40年代に）免疫拒絶反応を解明したメダワーがノーベル賞を受賞
フランスのジャン・アンブルジェ（Jean Hamberger）がX線照射を用いた近親間の生体肝移植を実施

1960年
アメリカ、スタンフォード大学のノーマン・シャムウェイ（Norman Shumway）

が心臓移植の動物実験

1961年　イギリスのロイ・カーン（Roy Calne）により、アザチオプリンが実用的な免疫抑制剤であることが明らかに

1962年　死体腎移植で初の成功例（アメリカ）

1963年　マレーによるアザチオプリンの臨床応用。拒絶反応をコントロールする現実性が高まる

アメリカの3人の医師が、猿やヒヒ、チンパンジーの臓器を用いた初の「異種腎臓移植」を実施。大半の患者は数週間以内に死亡したが、チンパンジーの腎臓を移植したトゥレーン大学医療センターの患者は9カ月間生存。動物からヒトへの異種移植としては最長記録

アメリカ、ミシシッピ大学のジェームズ・ハーディー（James Hardy）が世界初の肺移植。患者は18日後、合併症で死亡

アメリカ、コロラド大学のトーマス・スターズル（Tomas E. Starzl）が世界初の肝臓移植

1964年（昭和39）　千葉大学の中山恒明教授らが心停止後肝移植第一例

東京大学・木本誠二教授らが慢性腎不全に対する腎臓移植第一例（生体腎移植）

1月、ジェームズ・ハーディーが初の心臓移植。ただしチンパンジーからの異種移植であり失敗に終わる

1966年
世界医師会ヘルシンキ宣言（先進医療の医師への勧告）
アメリカ、ミネソタ大学のケリー（Kelly）、リリハイ（Lillehei）らが世界初の膵臓移植
アメリカのスターズルが肝臓移植に初めて「成功」。移植を受けた生後1年8カ月の女児は400日間生存

1967年
12月、南アフリカのクリスチャン・バーナード（Christian Barnard）博士が世界初の同種心臓移植手術を実施。交通事故で死亡した25歳女性の心臓を54歳男性の胸部に移植。レシピエントは手術後18日目に死亡（心停止ドナー）

1968年（昭和43）
8月8日、世界で30番目、日本で最初の心臓移植手術を北海道立札幌医科大学胸部外科の和田寿郎［じゅろう］教授が実施。レシピエントは術後83日で死亡し、12月に大阪市の漢方医らが和田教授らを殺人罪で刑事告発
10月、日本脳波学会が、脳死について「脳幹を含む全脳が不可逆的に機能喪失した状態」という定義を発表
医科学国際機構評議会（CIOMS）が脳死判定基準を指摘
アメリカのハーバード大学が世界初の脳死判定基準（「不可逆性昏睡の定義」）を作成。米国医師会雑誌（JAMA）に掲載
アメリカ、スタンフォード大学のノーマン・シャムウェイが心臓移植手術を試み、患者は15日間生存

世界医師会シドニー宣言。「医の倫理に関する国際規定」＝死の判定をするのは医師であること、医師は常に最高水準の医療をおこなう義務があることなどを確認

台湾で初の腎臓移植

1969年（昭和44）

12月、「臓器移植に関する懇談会」を設置（2年間）

千葉大の岩崎洋治らが胆道閉鎖症の患者に心停止後肝移植

アメリカ、テキサス心臓研究所のデントン・クーリー（Denton A. Cooley）が世界で初めて人工心臓を臨床使用

膵臓移植で初の成功例（アメリカ）

韓国で初の生体腎移植

香港で初の死体腎移植

1970年（昭和45）

9月、和田寿郎教授を札幌地裁は「嫌疑不十分」として不起訴処分に

シール（B.Thiele）により、米国ウィスコンシンとノルウェーのハルダンゲル高原で採取した土壌サンプルから真菌［しんきん］が分離され、その代謝産物に免疫抑制作用を確認（シクロスポリンの発見）

シンガポールで初の死体腎移植（生体は76年）

1971年

フィンランドが脳死を容認

モハダス：「脳死、臨床的、病理学的考察」（ミネソタ基準）

1972年

スイス、サンド・ファーマ社のジャン・フランソワ・ボレル（Jean-François Borel）

がシクロスポリンAを抽出
タイで初の生体腎移植
シンガポールで腎臓提供希望者に対するドナーカード配布の法制化

1973年（昭和48）
1月、腎臓移植普及会（任意団体）が発足（75年には社団法人となる）

1974年（昭和49）
日本脳波学会（植木幸明）が日本初の脳死判定基準（脳の急性一次性粗大病変における「脳死」の判定基準＝いわゆる「脳波学会基準」）を発表

1975年
イタリア、治療に係る移植のための死体の一部の摘出に関する規則および治療に使用する精剤の製造のための死体からの脳下垂体の摘出に関する規定
マレーシア初の生体腎移植

1976年
スイス、サンド・ファーマ社のボレルがシクロスポリンAの免疫抑制作用を発表
アメリカ、カレン裁判（尊厳死を認める）
イギリス王立医学会が脳死判定基準（脳幹死説を採用）を作成
フランスで「臓器の摘出に関する法律」が定められ、生存中に臓器の摘出に対する拒否を表明しなかった者から臓器の摘出をおこなうことができるとした
シンガポールで初の生体腎移植

1977年（昭和52）
6月、腎臓提供者の登録制度実施
国立佐倉病院を腎移植センターに指定

アメリカ、ハーバード大学が新しい脳死判定基準を発表
ノルウェー、「移植・病理解剖・献体に関する法律に基づく死の定義に関する勅令〔ちょくれい〕」「勅令に基づく死の決定ガイドライン」を発表
インドネシアで初の腎臓移植（腎臓移植はほとんどが血族からの生体移植）

1978年（昭和53）
2月、腎臓移植の医療保険適用
地方腎移植センターの体系的整備実施
ケンブリッジ大学のカーンが、シクロスポリンを初めて死体腎移植に使用。翌79年には肝臓移植にも使用。臓器移植の成績が飛躍的に伸びる
ヨーロッパ評議会において、「人体物資の摘出および移植に関する加盟国の国内法令の統一に関する決議」がおこなわれた。「死が到来したときは、脳以外の臓器の機能を人工的に維持できる場合でも摘出を行うことができる」（十一条一項）とし、本人の反対意思が推定できない場合に提供できるとした。ただし、親族の反対がある場合の対応については各国に任された

1979年（昭和54）
腎臓移植の更生医療適用
千葉大学で膵・ランゲルハンス島移植
12月、「角膜及び腎臓の移植に関する法律」（角腎法）制定。翌年3月より施行。従来からの「角膜移植法」は廃止
アメリカで「医学および生物・医科学・行動研究における倫理問題研究のための大

統領委員会」が発足

1980年
イギリスの脳死規約が改訂される
オーストラリア（クイーンズランド州）で移植および解剖法が制定
（58年に）HLAを発見したドーセがノーベル賞受賞
アメリカのスターズルが肝臓移植にシクロスポリンとステロイドを併用

1981年（昭和56）
6月、移植に要する角膜経費及び腎臓摘出費に医療保険適用
2月、アメリカの統一州法委員会が「循環機能または呼吸機能の不可逆的停止、または、脳幹を含む全脳機能の不可逆的停止のいずれかに陥った場合、死亡と認定する」とした内容の「統一死亡判定法」を提示
7月、米大統領委員会の「死の判定ガイドライン（死の報告書）」が脳死を「人の死」と認める
アメリカ、スタンフォード大学のシャムウェイおよびブルース・レイツが、シクロスポリンを併用して心肺同時移植に初めて成功。患者は1年後に職場復帰
アメリカ人と結婚した在米日本人女性が、アリゾナ大学で日本人初の心臓移植を受ける
インドネシアで臓器移植・死体解剖に関する法律が成立、厚生大臣の規制のもと、厚生大臣の認定を受けた病院で臓器移植がおこなわれるようになる（ドナーの治療に当たっている医師は移植に関係できない。検死は移植医とは別の2人の医師

の承認のもとにおこなう）
1982年（昭和57）
12月、徳島大学医学部に、医療機関としては日本初の倫理委員会が設置される
愛知がんセンターで自家膵臓移植（膵体尾部［すいたいびぶ］）
アメリカ、ユタ大学のドブリーズ医師が世界初の永久埋め込み型人工心臓を臨床使用（患者は112日後に死亡）
西ドイツ医師会が「脳死の判定基準」発表
スウェーデンで「死の定義についての委員会」発足（84年に「死の概念」を刊行）
1983年（昭和58）
3月、腎移植オンラインシステム導入
9月、厚生省が「脳死に関する研究班」を発足
シクロスポリンの日本での臨床応用が始まり、以降腎臓移植の成績が飛躍的に向上し、数も増加
シクロスポリンがスイスで発売される
アメリカＮＩＨ（国立衛生研究所）が、肝臓移植を末期肝疾患に対する一般的治療法として確立
香港で腎臓移植のプログラムの拡大のため、近親者からの腎臓提供を考慮
フィリピンで国立腎センターを創設、移植をおこなうことを決定
台湾で初の肝臓移植（当時、脳死の法律的な規定はなし）
韓国医師会が脳死の定義を制定

1984年（昭和59）
5月、日本人男性が米スタンフォード大学で心臓移植を受ける（86年11月死亡）
6月、大阪大学脳死検討委員会が脳死判定基準を発表
9月、筑波大学の岩崎洋治教授と、深尾立助教授が脳死下での膵腎同時移植を日本で初めて実施。東大PRCから殺人罪で訴えられる
アメリカ、カリフォルニア州ロマリンダ大学で生後12日の乳児にヒヒの心臓を移植。術後20日で乳児は死亡
心肝同時移植で初の成功例（アメリカ）
アメリカで「統一臓器移植法」が制定
全米臓器配分ネットワーク（UNOS）設立

1985年（昭和60）
2月、超党派国会議員が「生命倫理研究議員連盟」（議連）を発足
12月、83年9月に発足した厚生省の「脳死に関する研究班」（班長＝竹内一夫杏林大学医学部教授）が「脳死の判定指針及び判定基準」（竹内基準）を公表
日本移植学会が生体腎問題に関する声明を発表
シクロスポリンによる、腎臓移植の拒否反応の抑制と、骨髄移植におけるGVHD（移植片対宿主病［いしょくへんたいしゅくしゅびょう］）の抑制に対する効能効果が日本で認められる

1986年（昭和61）
3月、8歳の胆道閉鎖症の子どもが渡米し肝臓移植を受ける
6月、「腎不全対策推進会議」設置
10月、「腎移植推進月間」設定・第一回腎移植推進国民大会

1987年（昭和62）

地方腎移植センター（全国14カ所）整備完了
日本法医学会・脳死に関する委員会が「脳死をもって個体死としてよいか」を中間報告
日本移植学会が「臓器移植を行なうに当たって」を発表

ベルギーで「臓器の摘出および移植に関する法律」を制定。法令による規定はないが脳死を医学的に死として容認のうえ、「摘出に反対する意思が明らかに表明されている場合を除き、ベルギーに住所を有するすべてのベルギー人の身体から臓器を摘出することができる」（十条一項）とした

3月、日本医師会生命倫理懇談会が、「脳死と臓器に関する中間報告」
6月、「角膜及び腎臓の移植に関する法律」の施行状況に関する調査報告
8月8日、大阪大学医学部第二外科の平井国夫医師（当時34歳）がイギリスのクロムウエル病院で肝臓移植を受ける（翌88年10月29日、クリプトコッカス髄膜炎による脳内出血のため死亡。享年35歳）
10月、日本学術会議の「医療技術と人間の生命特別委員会」が、「脳死は医学的に見て個体の死」と、反対意見を併記して報告。総会はこれを承認

WHO（世界保健機関）が利益目的の臓器売買を非難する決議。「臓器移植ガイドライン」策定の必要性も示唆

6月、台湾で脳死と臓器移植に関する法律「人体器官移植条例」を公布・施行。1カ月後に初の心臓移植がおこなわれる。以後、脳死体からの心臓移植・肝臓移植が増加

12月、タイで初の心臓移植

シンガポールでヒト臓器移植法（HOTA：Human Organ Transplant Act）が議会を通過。オプティングアウト・ローと呼ばれる法律が成立（生前に臓器を提供することを拒否していない限り、21歳～60歳の死亡者の臓器は自動的に移植に提供される。まず腎臓に限って始め、次に膵臓、肝臓、心臓にまで発展させるというプロセス）――翌88年より施行

インドネシアで初の骨髄移植

フィリピンでアンガラ上院議員ら4人が脳死法案を上院に提出（第一条：死とは循環および呼吸機能の不可逆的な停止、または、脳幹を含む全脳のすべての機能の不可逆的な停止をいう）

1988年（昭和63）

1月、救急医療機関に対し腎移植推進のための協力依頼

1月12日、日本医師会の「生命倫理懇談会」が、脳死容認・臓器移植推進の最終報告書を羽田春兎［はると］会長に提出（日本医師会は同月19日の理事会でこれを承認）

2月、自民党の政務調査会のなかに「脳死・生命倫理及び臓器移植問題に関する調査会」が設置

5月、信楽園病院（新潟県）で脳死下腎移植がおこなわれる。医師は東大PRCから告発される

5月、中山太郎がモスクワのソビエト連邦国立人工臓器及び臓器移植研究所（当時）を視察

6月、日本精神神経学会が、脳死容認に対して否定的見解を発表
6月末　自民党の「脳死・臓器移植調査団」（中山調査会）が、フランス、オランダ、スウェーデン、イギリス、アメリカを歴訪し、脳死下臓器移植の現状を視察（第一回）——翌89年にはフィリピン、オーストラリアも視察（第二回）
7月、日本弁護士連合会が脳死下臓器移植に慎重論
11月、フィリピンで日本人生体腎移植がおこなわれ社会問題化
11月、日本生命倫理学会が発足
12月、「臨時脳死及び臓器移植調査会（脳死臨調）設置法案」を提出（中山太郎らが議員立法で提出）

12月、ブラジルでライアが生体部分肝移植の第一例を実施（レシピエントは1週間後に死亡）
台北でアジア移植学会設立
韓国で初の肝臓移植。患者の健康状態はほとんど完全で、肝臓および腎臓機能、その他も正常な状態で推移
インドネシアで脳死に関する検討会が設立
フィリピンで5つの腎センターが設立
フィリピンで膵臓と肝臓の移植がおこなわれる
フィリピンでティ下院議員が臓器売買等規制法案を提出

1989年（平成元）

5月、厚生省がコーディネーター制度の導入を決定
6月、衆議院内閣委員会で脳死臨調設置法案に関する理由説明
11月、島根医科大学第二外科の永松直文助教授による日本初の生体部分肝移植（レシピエントは285日後死亡）
12月、脳死臨調設置法が2年間の時限立法として可決・成立・公布
東京大学など9医療機関を心臓移植実施施設として推薦（その後施設が追加）
21歳男性の肝臓再移植手術において免疫抑制剤FK506が初めて使用され、成功を収める
12月、アメリカ、ピッツバーグ大学のスターズルが史上初の心肝腎同時移植を実施。患者は4カ月近く生存
第一回アジア移植学会開催（於：インドネシア）
タイで脳死判定基準を確立。脳死下臓器移植が可能になる（92年には心臓移植が10例、肝臓移植が5例）

1990年（平成2）

1月、九州大学倫理委員会が条件付きで生体部分肝移植を承認
2月、東京大学医科学研究所倫理委員会が脳死した者からの肝臓移植を承認
2月、「脳死臨調」（委員15人・参与5人）が総理府内に設置。代表は永井道夫・元文部大臣（3月より第一回会合）
2月、厚生省健康政策局に脳死臨調事務局設置

1991年（平成3）	5月、京都大学倫理委員会が生体部分肝移植を承認 5月、島根医科大学倫理委員会が脳死した者からの臓器移植申請を却下 5月、信州大学医学部教授会が緊急の1例に限り生体部分肝移植を承認 8月、大阪大学倫理委員会が日本で初めて心臓移植を承認（脳死肝、腎移植も） 8月、都道府県腎移植推進・情報センター整備開始 9月、大阪大学の若杉長英教授が司法解剖し実施した、傷害事件の被害者がドナーとなった心停止後の腎臓移植が問題になる 腎移植推進員（移植コーディネーター）を地方腎移植センターと救命救急施設に配置 免疫抑制剤FK506の腎臓移植における臨床応用開始 6月、「脳死臨調」中間報告を発表 日本移植コーディネーター協議会（JATCO）発足 免疫抑制剤シクロスポリンの肝臓移植における拒絶反応の抑制に対して、効能・効果が認められた WHOが臓器移植ガイドラインを総会で決議。臓器売買を非難 第二回アジア移植学会開催（於：台湾）
1992年（平成4）	1月22日、「脳死臨調」が最終答申を発表し、宮澤喜一首相に提出。「脳死は竹内基準によって正確に判定できる」「脳死をもって『人の死』とすることは概ね社会的に受容され合意されている」とするも、少数の反対意見も併記

1月28日、脳死臨調の永井会長が生命倫理研究議員連盟（議連）に対し、臓器移植法の立法作業を要請

1月、日本救急医学会理事会が、検死対象の死体から臓器摘出は当面避けるべきだと見解を発表

3月、日本弁護士連合会が脳死臨調最終答申に反対する意見書を発表

4月、内科・外科など8学会による「移植関係学会合同委員会」が発足（5月25日に第一回会合開催。翌93年10月には11学会――日本移植学会、日本肝臓学会、日本救急医学会、日本胸部外科学会、日本胸部疾患学会、日本外科学会、日本循環器学会、日本腎臓学会、日本糖尿病学会、日本内科学会、日本脳神経外科学会が参加）

4月16日、中山太郎・議連会長が「臓器移植法（仮称）について（検討メモ）」を提示

5月8日、衆議院法制局が臓器移植法（仮称）の基になる「臓器移植に関する基本的事項（検討メモ）」を作成し、議連役員会に提出

7月、厚生省保健医療局に「臓器移植対策室」を設置

8月～9月、議連から国会議員宛に「脳死・臓器移植問題Q＆A」と脳死臨調答申を送付

10月15日、議連役員会に衆議院法制局が「臓器の移植に関する法律案（仮称）に盛り込む基本的な事項（案）」を提出

12月17日、自民・社会・公明など各党・会派の代表者からなる「脳死及び臓器移植に関する各党協議会」（各党協議会）が発足

6月、アメリカ、ピッツバーグ大学で初の異種肝移植。ヒヒの肝臓を移植された患者は71日後に死亡
アメリカ、ピッツバーグ大学で4歳の男児に5臓器同時移植。小児としては初のFK506投与
韓国で初の心臓手術
フィリピンで「特定の目的のために死後の人体の全部または一部の遺贈または提供に関する法律」が制定

1993年（平成5）

3月22日、「移植関係学会合同委員会」第九回会合で「心臓及び肝臓移植のレシピエントの適応基準」「レシピエントのインフォームド・コンセントについて」を公表
5月19日、各党協議会の野呂昭彦座長が「協議会検討素案をまとめるに当たっての基本的考え方」「臓器移植法案（仮称）の骨子（協議会検討素案）」等を提示（中山・野呂案）
6月18日に衆議院が解散（宮澤喜一内閣への不信任決議可決）したため、法案提出に至らず
7月、大阪地裁が傷害致死事件の判決公判で、被害者の死亡時刻を、脳死確認時とせず心臓停止時と判断
7月18日、衆議院議員総選挙で自民党が過半数の議席を割る
8月9日、細川護熙連立政権が成立
10月、九州大学で心停止後に摘出された肝臓を移植、レシピエントは73日目に死亡した。提供された肝臓は、大阪府立千里救命救急センターで交通事故がもとで脳死になった患者か

らであり、脳死下での提供の準備を進めていたが府からの働きかけで断念した。
10月19日、細川政権後初の各党協議会会合が開催。自民、社会、新生、公明、さきがけ日本新党、民社、共産、日本新党・民主改革連合、二院クラブの計九つの党・会派の代表者が組織
12月2日、各党協議会の森井忠良座長が、中山・野呂案をもとにした「臓器移植法案（仮称）要綱（案）」を提示（この要綱案に沿った「臓器の移植に関する法案」（中山・森井案）が翌94年1月25日の各党協議会会合で配布される）
12月20日、「移植関係学会合同委員会」第二三回会合で、「脳死体からの臓器移植実施施設」として心臓8施設（東北大学、埼玉医科大学、東京女子医科大学、名古屋大学、大阪大学、国立循環器病センター、奈良医科大学、鹿児島大学）、肝臓10施設（東北大学、東京女子医科大学、信州大学、名古屋大学、京都大学、大阪大学、兵庫医科大学、奈良医科大学、岡山大学、九州大学）を指定
　大韓医学協会による「脳死が人の死」とする宣言。大韓医学協会では、前年に開催した公聴会において世論の聴取は十分になされたと判断。脳死と脳死下臓器移植に関する速やかな立法、法的措置を講じることを確認していた
　タイのバンコクで第三回アジア移植学会開催。43カ国・地域、９００人が参加

1994年（平成6）

1月11日、臓器移植法案の要綱案の運用事項のうち、「脳死体からの場合の臓器摘出の承諾等に係る手続についての指針骨子（案）」を厚生省が各党協議会に提示

1995年（平成7）

4月8日、細川首相（当時）が突然辞意を表明

4月12日、「臓器の移植に関する法案」（中山・森井案）を国会に提出。しかし4回連続して次期国会への継続審議に

4月、社団法人日本腎臓移植ネットワーク設立

6月、「欠陥US腎を移植」との新聞報道（アメリカからの腎臓の輸入は81年から95年5月まで続けられていた）

6月14日、議連が「脳死した者からの臓器摘出については本人が生存中に書面での提供の意思表示をしたときに限る」という修正を入れた法案（中山案）を国会に提出。しかし同年9月27日の衆議院解散で廃案に

1996年（平成8）

9月28日、日本移植学会（野本亀久雄理事長＝当時）が、法律なしでの脳死移植の実施のための指針づくりを発表

1997年（平成9）

3月18日、衆議院厚生委員会で法案の審議が始まる。31日、金田案が提出

4月22日、衆議院厚生委員会の町村信孝委員長が臓器移植法案に関する中間報告をおこない、衆院本会議での直接採決へ

4月24日、衆議院本会議で記名採決。「脳死＝人の死」として臓器移植を認める中山案が通過し参議院へ

6月11日、中山案に「臓器移植をする場合のみ『脳死＝人の死』とする」という修正を加えた関根案（修正中山案）を参議院特別委員会に提出

6月17日、参議院本会議で関根案（修正中山案）が可決。同日に戻された衆議院本会議でも可決され、「臓器の移植に関する法律」（臓器移植法）が成立、10月16日よりの施行となった

10月16日、日本腎臓移植ネットワークを改組、日本臓器移植ネットワークが設立

11月5日、ドイツでは「臓器の提供、摘出及び移植に関する法律」（移植法）を制定。一部規定を除いて同年12月1日から施行

1999年（平成11）

2月28日、法施行後初の法的脳死判定実施と臓器提供が高知赤十字病院でおこなわれる。翌3月1日、心臓は大阪大学病院に、肝臓は信州大学病院、腎臓は東北大学病院と国立長崎中央病院、角膜は高知医科大学病院の2人に。計6人の患者に移植

2月、韓国で「臓器等の移植に関する法律」が制定（施行は翌年2月）。ドナー本人の臓器提供の意思表示がなくとも家族の承諾（2人の同意が必要：配偶者、直系卑属、直系尊属、兄弟の順で確認）によって臓器提供がおこなえるとした一方で、本人の提供の意思があっても家族の承諾が得らなければ臓器の提供はできないとした（その後、03年3月、09年に改正をおこなう。その結果、03年に親族優先規定が設けられ、09年には本人の意思表示だけで家族の同意は必要ないこと、本人の意思が不明な場合は家族1人の承諾でよい、と臓器提供の手続きが変更された）

2000年（平成12）

8月、厚生省の「臓器移植の法的事項に関する研究班」（分担研究者＝町野朔・上智大学法学部教授）が臓器移植法改正に向けての最終報告書を発表。「一律に脳死を人の死とする」

「15歳未満の子どもも家族の忖度［そんたく］で臓器提供可とする」などを提言

厚生省による「小児における脳死判定基準」（生後12週以上～6歳未満を対象）が発表される。竹内基準を基にしたものであるが、小児の場合は第一回と第二回の脳死判定のあいだを24時間（大人は6時間）以上空けるとした

韓国で国立臓器移植管理センター（KONOS）が設立

2002年（平成14）

4月、河野洋平衆議院議員（当時）が、信州大学病院で生体部分肝移植を受ける。ドナーは息子の河野太郎衆院議員

2003年（平成15）

11月、河野太郎衆議院議員が臓器移植法改正のための私案（河野私案）を発表。「一律に脳死を人の死とする」「年齢制限を撤廃する」「家族への臓器の優先提供も認める」という内容

2004年

WHOの総会で、移植ガイドラインの見直しをすることを提言

3月31日、欧州議会とEU理事会は、「人の組織及び細胞の提供、調達、検査、加工、保存、保管及び配分のための、品質及び安全性の基準を定めるための指令を発した。これにより、人の組織と細胞の品質と安全性を保証するとともに、特に移植による疾病の感染を防止するための安全性の基準を定めた

7月、シンガポールで改正ヒト臓器移植法が施行。改正により提供の対象となる臓器が腎臓以外に肝臓、心臓、角膜までに広げられ、また、それまで死因としては不慮の事故による場合としていたものが、すべての死因に拡大された（さらに、2009年3月の改正によって、宗教上の理由により除外されていたイスラム教

徒に対しても法律が適用されることになった）

2005年（平成17）

8月8日、中山太郎、河野太郎、福島豊ら衆議院議員計6人による「臓器の移植に関する法律の一部を改正する法律案」（A案）と、斉藤鉄夫、石井啓一ら計4人の公明党衆院議員によるB案（臓器提供する場合の年齢制限については従来の15歳未満から12歳未満に引き下げる）が国会に提出される。しかし、同日に国会が解散し（小泉純一郎首相による「郵政解散」）、いずれも廃案に

2006年（平成18）

2月、宇和島徳州会病院を舞台とする臓器売買事件が発覚。これをきっかけに病腎「びょうじん」移植がおこなわれていたことも明らかに（12月、被告2人に執行猶予付き懲役刑、ドナーに罰金100万円などの略式命令が下る。万波誠医師の責任は立証困難のため問われず）

3月31日、再びA案、B案が国会に提出される

4月1日、小腸以外の脳死下臓器移植に対し医療保険が適用に

中国が商業主義の臓器提供・移植を禁止する暫定決議（翌年5月には最初の臓器移植法「人体器官移植条例」を施行）

12月11日、阿部知子（社民党）、枝野幸男（民主党）、金田誠一（民主党）の計3人の衆議院議員がC案（従来の臓器移植法を変えず、法的脳死判定基準を厳格化し、さらに生体移植や組織移植を含め規制を強化する内容）を国会に提出

2007年（平成19）

7月、台湾では、院会（閣議）において「人体器官移植条例」改正草案が通過。条

例の名称を「人体器官捐贈移植条例」とあらためることに

2008年

9月3日、パキスタンのムシャラフ大統領が臓器移植を規制する大統領令を公布。商業主義を非難し、神経学的基準に基づいた死の定義を提示

1月末、インドのデリー北部のグルガオンで、臓器売買ネットワークによる移植ツーリズムが500件以上摘発される

4月28日、フィリピン保健省が、外国人に対する生体腎移植を禁止すると発表

5月2日、国際移植学会が「移植ツーリズム禁止」「自国内で臓器提供・移植できる体制の整備」を総会で決議（イスタンブール宣言）

2009年（平成21）

4月21日、衆議院厚生労働委員会の「臓器の移植に関する法律の一部を改正する法律案審査小委員会」（臓器移植小委員会）で参考人質疑

4月28日、衆議院厚生労働委員会の臓器移植小委員会で、小委員長中間報告がなされ論点整理

5月15日、根本匠（自民党）、笠浩史（民主党）など計7人の衆議院議員がA、B、C案の折衷案（いわゆるD案）を国会に提出。「15歳以上の臓器提供については従来法を維持するが、15歳未満の臓器提供は家族の代諾や第三者の確認があれば可能」という内容

5月22日、27日、6月5日、衆議院厚生労働委員会で論点についての中間報告、D案の提案理由説明、質疑などがおこなわれ、委員会審議は実質終了

6月9日、衆議院本会議で、衆院厚生労働委員会の田村憲久委員長がA、B、C、Dの4案を聴取し、各案提出者が意見表明。同委員会採決を省略して直接採決の方向へ

6月18日、衆議院本会議にて、法案が提出されたA、B、C、Dの順に採決。A案が採決され、B、C、D案は廃案に。A案は参議院に送付
6月23日、法改正に慎重な千葉景子・民主党議員（当時）、川田龍平・無所属議員（当時）ら9人の参議院議員が、「臓器移植法は改正せず、内閣府に臨時調査会を設置して、一般的に脳の回復力が強いとされる子どもの脳死判定基準について1年かけて検討する」という案（いわゆるE案）を提出
7月7日、南野知恵子、西島英利、衛藤晟一（以上、自民党）谷博之、小林正夫（民主党）、山本博司（公明党）らの参議院議員が、A案の修正案（修正A案）を、参院厚生労働委員会の辻泰弘委員長に提出。「臓器移植する場合に限って脳死を人の死とする」という従来法を維持する一方、年齢制限を撤廃することや臓器提供の条件はA案と同じ内容
7月10日、参議院厚生労働委員会の臓器移植小委員会で小委員会採決を省略し、参院本会議で中間報告
7月13日、参議院本会議で修正A案、A案、E案の順に採決。修正A案が否決されたのち、A案が可決・成立。E案は廃案に
7月17日、改正臓器移植法が公布
7月21日、麻生太郎首相（当時）が衆議院を解散
8月30日、衆議院総選挙で民主党が圧勝し、自民党は野党に
9月16日、鳩山由紀夫内閣発足（～翌年6月8日）

2010年
（平成22）

1月17日、改正臓器移植法の一部（親族への優先提供）が施行
5月22日、改正法一部施行後初の「親族への優先提供」（心停止後の夫から妻への角膜提供）が実施される
6月25日、「『臓器の移植に関する法律』の運用に関する指針（ガイドライン）」の小児の法的脳死判定基準を一部改正することの通知が出された。改正にあたっては、平成21年度の小児の脳死判定及び臓器提供等に関する調査研究班の検討結果を踏まえ、「1．生後12週未満は、脳死判定をおこなわない」「2．1回目と2回目の判定間隔は24時間以上（6歳以上は6時間以上）」「3．虐待の可能性による除外」等の項目が追加された
7月17日、改正臓器移植法が全面施行
8月10日、改正法全面施行後初めて、家族の忖度による脳死下臓器提供が実施される
10月、移植患者の選び方を検討する厚生労働省の作業班は、18歳未満で脳死になった人から提供を受けた心臓は、18歳未満の患者に優先して移植する新しい基準を定めた
5月21日、WHOが、新しい臓器移植ガイドライン（人の細胞、組織、臓器の提供に関する指針）の決議を採択

2011年
（平成23）

1月、海外での臓器移植を支援するNPO法人に詐欺容疑で捜査がおこなわれる
2月14日、和田寿郎・札幌医科大学名誉教授死去、88歳
4月12日、15歳未満の小児に対するものとしては国内初の法的な脳死判定が実施され、その後臓器の提供がおこなわれた。ドナーとなったのは、10歳以上15歳未満の男児で、交通事

故による頭部外傷が原因だった
5月7日、「親族への優先提供」による移植（2例目）がおこなわれる。ドナーは40歳代の女性であり、20歳代の長女に腎臓が提供された。ドナーの意思に基づき腎臓以外の臓器の提供はされていない

あとがき

国会は立法府として法律を作成する舞台である。法律をつくるには政府が提案者になる法案と、国会議員が提案をおこなう議員立法がある。議員立法は衆議院で20人以上、参議院では10人以上の賛成がないと提案できず、さらに予算を伴う場合はそれぞれ50人、20人以上の賛成が必要とされている（国会法56条）。

議員立法として出されるものには、議員個人が熱心にその問題に取り組んでいたり、政府が前面に出て法制度の構築に参画しにくいもの、たとえば新しい価値観に基づくものや生命倫理に関したものが多いと言われている。

私が志を同じくする仲間とともに取り組んだ臓器移植法は、まさに議員はもとより国民の生命観、死生観、倫理観に深く絡むものであり、政府提案よりは議員提案になじむというのが当時の一般的な考え方だったように思う。現に、それより先に法制化された「角膜移植に関する法律」（角膜法：1958（昭和33）年4月成立。提案者・中山マサら）、「角膜及び腎臓の移植に関する法律」（角腎法：1979（昭和54）年12月成立。提案者・葉梨信行衆議院社会労働委員長）はいずれも議員立法であった。

また政府提案は、関係審議会への諮問と答申に、さらには各省庁への根回しに時間がかかるため、それを避けて議員立法を選ぶ場合があるのだが、議員による法律案は提出されてもほとんど審議に付されることなく、廃案あるいは継続審議となることも多かった。

臓器移植法は果たしてどういった経過を辿り成立に至ったのか。一言で言って、異例な事態の連続であった。

まず、1994（平成6）年4月12日の法案提出から4回連続の次期国会への継続審議、ついには96年9月27日の衆議院解散でいったん廃案になるのだが、その3カ月前にある修正を施していた。その修正とは、「脳死した者からの臓器摘出については本人が生存中に書面での提供の意思表示をしたときに限る、つまり本人の意思が不明なときは不可」とするというものである。当初の「家族の承諾で臓器提供ができる」としていた案に対しては、周囲の抵抗が予想以上に強かったためだ。修正することで、審議入りのきっかけをつかみたいとの思いもあった。

同じ年（96年）の12月に、廃案になった法案を再提出。しかしこのときも審議はすぐにおこなわれず、翌97年の3月18日の衆議院の厚生委員会で審議入りとなった。その審議のさなか31日に対案（金田案：脳死を人の死とせずに臓器を摘出する）が出され、厚生委員会としては委員会での採決をせずに、4月24日の衆議院本会議で決することにしたのである。

通常、国会の審議は、本会議と委員会でおこなわれている。実質的な審議は、専門的知識や経験を持った議員から成る委員会でおこない、本会議は、委員会での決定を追認して国会の決定に仕上げる。委員会での採決の省略は異例であった。これは、「脳死＝人の死」をめぐっては議員各人の生命観、死生観が問われることに配慮したものであった。実際、共産党以外は党議拘束を外し本会議での採決に臨んだ。

衆議院での中山案の可決という結果をもって、参議院での審議は「臓器移植に関する特別委員会」のもと5月19日から6月16日（12日、13日公聴会）にかけておこなわれた。しかしながら衆院の金田案を引き継いだ、公明党・猪熊重二議員提出の案（猪熊案）とのあいだで審議は思うように進まない。そこで、参院自民党の関根則之議員らが事態を打開するため中山案を大きく修正した案（関根案＝修正中山案）を6月16日に提出。その結果、事態は急転し、参院での修正案の可決（6月17日）、さらには衆議院での再議決を即日おこない急きょ法案の成立に至ったのである。原案提出から3年2カ月、脳死臨調最終答申に基づく法制定の要請からすると実に5年5カ月余の歳月が経っていた。

衆議院を通った法案が参議院で修正されること自体まれであった。また、衆院同様、このときも委員会採決は省略され本会議での採決となったが、それもやはり異例な対応だったのを付け加えておく。

窮余の一策とも言うべき手段に打って出るにあたっては、ずいぶん悩んだ。一日千秋の思いで臓器移植法の成立を待ってくれていた患者やその家族の理解は得られるだろうか。そのことが最も気がかりであった。

修正後の一番の違いは、修正前は「脳死を人の死とする」としていたのを「臓器提供する場合に限り、脳死を人の死とする」としたことにあった。また、「脳死判定を受け入れるという意思も本人が生前に書面で表示していることが必要」と付け加えたことで、臓器提供の要件の厳格化がいっそうはかられてもいた。

いま考えても、大きな変更であり、その後に与えた影響も少なくなかったと言える。ただ、あのまま審議を続けたとしても、法律が成立した保証はない。わずかでも国内での移植の道を開くために、妥協もしかたがなかった。

思い起こせば、ここに至るまでに、生命倫理研究議員連盟（議連：1985年2月発足）や「脳死及び臓器移植に関する各党協議会」（各党協議会：92年12月発足）の場で超党派の立場でこの問題に取り組んでいただいた議員、中でも私と同じ医師の資格を持つ医系の議員たちがおられた。彼らとともに精一杯努力した結果でもあった。目の前の現実を重く受け止め、政治的決断を下すことにしたのである。

今回（2009年7月）の法改正に至る道のりもまた、時間と多くの方たちの助けを必要とした。最終的に、臓器移植法改正のための中山案（A案と呼ばれた）に対する対案が五つも出てきたのはまったく予想だにしない事態であった。法改正までのいきさつは本文に譲りたい。

ここで申し上げることがあるとすれば、それは当初の3年後の見直しができなかったことだ。患者団体の国会の請願や議員たちへの働きかけもあったが、まだ臓器が提供されるケースも少なく世論を喚起《かんき》することができなかった。ただただ残念であった。

本書を締めくくるにあたって、二つのことを記しておかなければならない。

ひとつは、すでにご存じのことと思う、去る4月12日に、（15歳未満の）小児としては初めて法的な脳死判定がおこなわれ、家族の承諾のもと臓器が提供された出来事である。

ドナーとなった男児は生前、「将来は世の中の役に立つ大きな仕事をしたい」といっていたとのことで、その意をくんで家族は臓器の提供を決意したそうだ。また、

「身体の一部だけでも彼（息子）がどこかで生き続けていると考えると、彼を失ったつらさや悲しみから少し救われるような気がしています」といったコメントも紹介された。

若くして世を去ることになった少年の生前の気持ちと、そのご家族に心から敬意を表したい。少年は、何人かの病める人たちに新しい命の灯をともしただけでなく、日本の移植医療が進むべき道をあらためて示してくれたのではないか。

もう一つは、終章で触れたアジアでの臓器移植ネットワークのその後である。昨年の12月に第一回の会合が開かれたが、このたび5月の連休の6日に2回目の話し合いがソウルの日本大使館で持たれた。

日本からの出席者は、私のほか日本臓器移植ネットワーク（JOT）の副理事長である野本亀久雄氏、大阪大学先端移植基盤医療学の高原史郎教授の3人であった。韓国側は前回もメンバーだった金相駿外科学教授（ソウル大学校医科大学）、趙元顕教授（啓明大学校医科大学／大韓移植学会理事長）に、今回は韓国の臓器移植ネットワークである国立臓器移植管理センター（ＫＯＮＯＳ）のセンター長・李徳衡氏が加わった。

議論のポイントとしては、アジア移植学会との連携をさらに強化、ＪＯＴ－ＫＯＮＯＳ間の交流の促進、（東アジア全域での）レシピエント登録の標準化、などであった。

次回話し合いは7月にスウェーデンで開催される学会でおこなわれることになった。日本の窓口には、高原教授が当たることにもなった。一歩また前進である。


最後になるが、臓器移植法の制定ならびに改正の活動にあたり大勢の人たちのご支援、ご協力をいただいたことに感謝申し上げたい。ことに移植を待ちながら亡くなられた患者の皆さんには哀悼の意を表します。

また一々お名前をあげないが、本書刊行に際し幾人もの方々にお世話をいただいた。御礼申し上げる次第である。

２０１１年5月

中山太郎

中山太郎（なかやま・たろう）

1924年大阪生まれ。前衆議院議員、医学博士。旧制大阪高等医学専門学校（現大阪医大）卒業後、大阪医科大学小児科教室助手を経て、1955年大阪府議会議員初当選、以後3回連続当選（4期）。1968年参議院議員初当選、以後2回連続当選（3期）。労働政務次官、参議院内閣委員長、総理府総務長官・沖縄開発庁長官、参議院自由民主党幹事長を歴任。1986年衆議院議員初当選、以後6回連続当選（7期）。1989年より91年まで、海部内閣において外務大臣を務め、1993年には衆議院より永年在職議員の表彰を受けた。1994年にフランス・スペイン両国を公式訪問された天皇・皇后両陛下の主席随員を務める。1997年、議員立法で提案した臓器移植法が成立、同年勲一等旭日大綬章を受ける。2000年より、衆議院憲法調査会会長。2005年、衆議院日本国憲法に関する調査特別委員会委員長。現在、自由民主党憲法審議会役員。

著書に、『二つの敗戦国家―日本とドイツの五十年―』（読売新聞社、1995年）、『憲法千一夜』(中央公論新社、2005年)、『実録　憲法改正国民投票への道』（中央公論新社、2008年）、『未来の日本を創るのは君だ！』（PHP研究所、2008年）など多数。

国民的合意をめざした医療　臓器移植法の成立と改正までの25年

二〇一一年六月二〇日　初版第一刷発行

著　者　中山太郎

発行所　株式会社はる書房
〒一〇一－〇〇五一　東京都千代田区神田神保町一－四四　駿河台ビル
電話・〇三－三二九三－八五四九　FAX・〇三－三二九三－八五五八
http://www.harushobo.jp/

装　幀　ジオン　グラフィック（森岡寛貴）

組　版　閏月社

印刷・製本　中央精版印刷

ISBN 978-4-89984-122-7　C 0036